AF141340

Shreya Pandya
Pooja Dave
Naisarg Pujara

Comprimé de glipizide à libération prolongée

Shreya Pandya
Pooja Dave
Naisarg Pujara

Comprimé de glipizide à libération prolongée

Un médicament antidiabétique

ScienciaScripts

Imprint

Any brand names and product names mentioned in this book are subject to trademark, brand or patent protection and are trademarks or registered trademarks of their respective holders. The use of brand names, product names, common names, trade names, product descriptions etc. even without a particular marking in this work is in no way to be construed to mean that such names may be regarded as unrestricted in respect of trademark and brand protection legislation and could thus be used by anyone.

Cover image: www.ingimage.com

This book is a translation from the original published under ISBN 978-620-2-81510-9.

Publisher:
Sciencia Scripts
is a trademark of
Dodo Books Indian Ocean Ltd. and OmniScriptum S.R.L publishing group

120 High Road, East Finchley, London, N2 9ED, United Kingdom
Str. Armeneasca 28/1, office 1, Chisinau MD-2012, Republic of Moldova, Europe
Managing Directors: Ieva Konstantinova, Victoria Ursu
info@omniscriptum.com

Printed at: see last page
ISBN: 978-620-2-86038-3

RECONNAISSANCE

"Dieu est comme un grand cercle, dont le centre est partout mais la circonférence nulle part"

Je profite de cette occasion pour remercier DIEU qui a toujours gardé une main bénissante qui m'a protégé de la chute et m'a permis de continuer avec enthousiasme.

Tout d'abord, je suis redevable à mon PAPA, à ma MAMAN et à ma FAMILLE pour tout le travail qu'ils ont accompli pour m'élever avec une éducation de haute qualité et pour le soutien moral et les encouragements qu'ils m'ont toujours prodigués. Leurs prières à Dieu m'ont permis d'atteindre cette étape importante de ma carrière. Leur soutien et leurs encouragements, avec leurs encouragements sans fin, ont permis de mener à bien mes travaux de recherche.

Je suis reconnaissant à la direction respective du collège, le président Shree M.Vasantbhai Gajera, de m'avoir fourni les installations nécessaires.
Je suis immensément reconnaissant au Dr Arvind Lumbhani, directeur de la pharmacie Champaben Vasantbhai Gajera du Mahila College, à Amreli, pour ses conseils et pour m'avoir fourni les installations nécessaires.

Je me considère comme très chanceux de travailler sous la direction compétente du Dr Tushar Gohil, du département de pharmacie du Smt. Champaben Vasantbhai Gajera Pharmacy Mahila College, à Amreli. Je profite de cette occasion pour exprimer ma profonde gratitude à mon révérend guide. Sa discipline, ses principes, sa simplicité,

1

son attitude attentionnée et son environnement de travail sans peur seront appréciés dans tous les domaines de ma vie.

Je lui suis très reconnaissant pour ses précieux conseils et ses encouragements constants tout au long de mon parcours.

Je remercie tout particulièrement Balaji pharmaceuticals et Manglore spices, Manglore pour m'avoir fourni des échantillons d'API et d'Excipients en cadeau pour mener à bien mon projet.

Je suis également reconnaissant à mes amis Pooja, Hiteshree, Jalsmita, Sneha pour leur soutien constant dans chaque effort de in et me fournir le stimulus nécessaire pour maintenir l'intégration de la force motrice pour l'achèvement réussi du projet.

Je profite également de cette occasion pour remercier sincèrement le personnel enseignant et non enseignant pour leur aimable coopération tout au long de mon cours.

Je suis reconnaissant à mes parents, mon frère (Mihir) et ma belle-soeur (Jalak) pour leur amour, leur bénédiction et leurs encouragements dans tous les aspects de ma vie.

DEDICATED

À MES PARENTS, MA FAMILLE ET MES AMIS BIEN-AIMÉS

Contents

CHAPITRE - 1

INTRODUCTION

1. INTRODUCTION

1.1 Introduction à la forme d'administration orale classique. [1-4]

L'administration de médicaments par voie orale a été la principale voie d'administration des médicaments en raison de la facilité d'administration, de la commodité pour le patient et de la souplesse des formulations. Toutefois, leur courte demi-vie de circulation et leur absorption limitée par une partie définie de l'intestin limitent le potentiel thérapeutique de nombreux médicaments. Une telle limitation pharmacocinétique conduit dans de nombreux cas à un dosage normal du médicament pour obtenir un effet thérapeutique.

Les systèmes d'administration de médicaments par voie orale sont divisés en systèmes à libération immédiate et à libération modifiée. Les DDS à libération immédiate sont destinés à se fragmenter rapidement et à libérer le médicament instantanément. Ils sont associés à une augmentation et une diminution rapides, et donc à des fluctuations des niveaux plasmatiques du médicament, ce qui entraîne une diminution ou une perte d'efficacité du médicament ou une augmentation de l'incidence des effets secondaires. L'administration des DDS plusieurs fois par jour est donc nécessaire pour compenser la diminution de la concentration plasmatique du médicament due au métabolisme et à l'excrétion.

1.1.1 Inconvénients du système d'administration des médicaments conventionnels4

- La fréquence élevée d'administration des formes de dosage conventionnelles est limitée par la constance de l'observance du patient (omission, mauvaise fréquence).
- Le surdosage qui apparaît après la dissolution du médicament peut être

6

responsable de la fréquence élevée des effets secondaires entraînant des dommages iatrogènes.

- Un médicament puissant peut largement perdre son efficacité thérapeutique en raison d'une mauvaise formulation, et donc le médicament pharmacologiquement actif n'est pas nécessairement un médicament efficace.
- La fluctuation des niveaux de médicaments avec la forme de dosage conventionnelle conduit à une efficacité insuffisante de la thérapie, ce qui irrite un usage excessif des médicaments.

Pour surmonter les limites des formes de dosage conventionnelles, des systèmes de libération modifiée comme la libération prolongée de médicaments ont été développés.

1.1.2 Les DDS à libération prolongée présentent plusieurs avantages par rapport aux DDS classiques, notamment4

Éviter les fluctuations des niveaux de médicaments en maintenant les meilleures concentrations thérapeutiques dans le plasma et les tissus sur des périodes prolongées, en évitant les concentrations sous-thérapeutiques ainsi que toxiques, ce qui minimise le risque d'échec du traitement médical et les effets secondaires indésirables :

- Réduire la dose administrée tout en obtenant des effets comparables.
- La réduction de la fréquence d'administration a permis d'améliorer l'observance du traitement par les patients et, par conséquent, l'efficacité de la thérapie et son rapport coût-efficacité.
- Ciblage ou calendrier de l'action antidrogue. Il est donc très populaire de développer un DDS durable libérant la drogue à des taux prédéterminés pour atteindre des niveaux optimaux de drogue sur le site d'action.

1.2 Produits pharmaceutiques à libération modifiée[4, 5]

Le terme "médicament à libération modifiée" est utilisé pour décrire les produits qui modifient le moment et/ou la vitesse de libération de la substance médicamenteuse. Une forme de dosage à libération modifiée est une formulation dans laquelle les caractéristiques de libération du médicament, à savoir le moment et/ou le lieu, sont choisies pour atteindre des objectifs thérapeutiques ou de commodité que n'offrent pas les formes de dosage conventionnelles telles que les solutions, les pommades ou les formes de dosage à dissolution rapide. Plusieurs types de médicaments oraux à libération modifiée sont reconnus.

- **Produits pharmaceutiques à libération prolongée :** Une forme de dosage qui permet de réduire au moins deux fois la fréquence de dosage par rapport à un médicament présenté comme une forme de dosage à libération immédiate (conventionnelle). Parmi les exemples de formes de dosage à libération prolongée, on trouve les médicaments à libération contrôlée, à libération prolongée et à longue durée d'action.

- **Produits pharmaceutiques à libération retardée :** Forme de dosage qui libère une ou plusieurs portions distinctes de médicament à un moment autre que celui qui suit immédiatement l'administration. Une première portion peut être libérée rapidement après l'administration. Les formes de dosage entériques sont des produits à libération retardée courants (par exemple, l'aspirine entérique et d'autres produits AINS).

- **Produits pharmaceutiques à libération ciblée** : Forme de dosage qui libère le médicament au niveau ou à proximité du site d'action physiologique prévu. Les

8

formes de dosage à libération ciblée peuvent avoir des caractéristiques de libération immédiate ou prolongée.

- **Comprimés à désintégration orale :** Les ODT ont été développés pour se désintégrer rapidement dans la salive après administration orale. Les ODT peuvent être utilisés sans ajout d'eau. Le médicament est dispersé dans la salive et avalé avec peu ou pas d'eau.

1.2.1 Système d'administration de médicaments à libération prolongée1[,4,5]

Aujourd'hui, les formes de dosage conventionnelles des médicaments sont rapidement remplacées par les nouveaux systèmes d'administration des médicaments. Parmi ceux-ci, les formes de dosage à libération contrôlée/à libération prolongée sont devenues terriblement acceptées dans les thérapies modernes. Au cours des trois dernières décennies, de nombreux systèmes d'administration orale ont été développés pour servir de réservoirs de médicaments à partir desquels la substance active peut être libérée pendant une période de temps définie à un rythme prédéterminé et contrôlé. La formulation orale à libération contrôlée a été mise au point pour les médicaments qui sont facilement absorbés par le tractus gastro-intestinal (TGI) et qui ont une courte demi-vie et sont rapidement éliminés de la circulation sanguine. La formulation à libération prolongée est un programme important pour la recherche et le développement de nouveaux médicaments afin de répondre à un certain nombre de besoins cliniques non satisfaits. Il y a plusieurs raisons au magnétisme de ces formes de dosage : il permet d'augmenter la biodisponibilité du médicament, de réduire la fréquence d'administration pour prolonger la durée des niveaux sanguins efficaces, de réduire la fluctuation de la concentration maximale et minimale et les effets secondaires et éventuellement d'améliorer la distribution spécifique du médicament.

Le système de délivrance de médicaments à libération prolongée permet une libération lente du médicament sur une longue période ou le médicament est absorbé sur une plus longue période. La forme posologique à libération prolongée libère initialement une quantité suffisante de médicament pour obtenir la concentration sanguine requise (dose de charge, DL) pour la réponse thérapeutique souhaitée et, par conséquent, une quantité supplémentaire de médicament est libérée à un rythme contrôlé (dose d'entretien, DM) pour maintenir lesdits niveaux sanguins pendant une période de temps souhaitable.

1.3 Classification des systèmes de libération prolongée par voie orale5,6

Les systèmes de libération contrôlée pour l'usage oral sont principalement des solides et sont basés sur la dissolution, la diffusion ou une combinaison des deux mécanismes dans le contrôle du taux de libération du médicament. En fonction de la conduite de la libération du médicament, ces systèmes sont classés comme suit :

I. Systèmes de libération continue : Les systèmes de libération continue libèrent le médicament pendant une période prolongée sur toute la longueur du tractus gastro-intestinal avec un transit normal de la forme de dosage. Les différents systèmes de cette catégorie sont les suivants :

A. Systèmes de diffusion contrôlée

B. Systèmes de dissolution à libération contrôlée

C. Systèmes de dissolution et de diffusion à libération contrôlée

D. Complexes de résine échangeuse d'ions - médicaments

E. Formulation indépendante du pH

F. Systèmes de contrôle de la pression osmotique

A. Systèmes de diffusion contrôlée

Dans ce type de systèmes, la diffusion du médicament dissous à travers une barrière polymère est une étape qui limite la vitesse. La vitesse de libération du médicament n'est jamais d'ordre zéro, puisque la longueur du trajet de diffusion augmente avec le temps, à mesure que la matrice insoluble s'épuise progressivement. La diffusion d'une molécule de médicament à travers une membrane polymère constitue la base de ces systèmes d'administration contrôlée de médicaments. Tout comme les systèmes contrôlés par dissolution, les dispositifs contrôlés par diffusion sont fabriqués soit en encapsulant la particule de médicament dans une membrane polymère, soit en dispersant le médicament dans une matrice polymère. Contrairement aux systèmes à dissolution contrôlée, le médicament est mis à disposition grâce à la séparation à travers le polymère. Dans le cas d'un dispositif à diffusion contrôlée de type réservoir, la vitesse de libération du médicament (dm/dt) peut être calculée à l'aide de l'équation suivante :

$$dM/dt = (ADK\Delta C)/l$$

Où, A=zone

D = Coefficient de diffusion

K = Coefficient de partage du médicament entre le noyau du médicament et la membrane

l = longueur du trajet de diffusion et

ΔC = Différence de concentration à travers la membrane.

Afin d'obtenir un taux de libération constant, tous les termes du côté droit de l'équation doivent être maintenus constants. Il est très courant que les dispositifs à diffusion contrôlée présentent un taux de libération d'ordre non nul en raison d'une augmentation de la résistance à la diffusion et d'une diminution de la zone de diffusion effective au fur et à mesure de la libération. Un autre type de systèmes

11

contrôlés par diffusion comprend des dispositifs matriciels, qui sont très courants en raison de leur facilité de production. Le contrôle de la diffusion implique la dispersion du médicament dans un polymère insoluble dans l'eau ou hydrophile. Le taux de libération dépend de la vitesse de diffusion du médicament à travers la matrice, mais pas de la vitesse de dissolution solide.

Les deux types de diffusion contrôlée sont :
    a. Systèmes contrôlés par diffusion matricielle
    b. Dispositifs à réservoir

B. Systèmes de libération contrôlée par dissolution

La libération contrôlée par dissolution peut être obtenue en ralentissant la vitesse de dissolution d'un médicament dans le milieu gastro-intestinal, en incorporant le médicament dans un polymère insoluble et en enrobant les particules ou les granules de médicament de matériaux polymères d'épaisseur variable. L'étape de limitation de la vitesse de dissolution d'un médicament est la diffusion à travers la couche limite aqueuse. La solubilité du médicament fournit la source d'énergie pour la libération du médicament, qui est contrée par la couche limite de diffusion de fluide stagnant. La vitesse de dissolution (dm/dt) peut être approchée par l'équation suivante :

$$dm\ ADS\ dt = h$$

Où,

A = Surface de la particule ou du comprimé en cours de dissolution

D = Diffusivité du médicament

S = Solubilité aqueuse du médicament

h = Épaisseur de la couche limite

Les deux types de libération contrôlée par dissolution sont :

A. Systèmes matriciels (ou monolithiques) à dissolution contrôlée

B. Systèmes de contrôle de la dissolution des réservoirs

C. Systèmes de dissolution et de diffusion à libération contrôlée

Dans ces systèmes, le noyau du médicament est enfermé dans une membrane partiellement soluble. Les pores sont ainsi formés par la dissolution de parties de la membrane qui permettent l'entrée du milieu aqueux dans le noyau et donc la dissolution du médicament et permettent la diffusion du médicament dissous hors du système.

D. Complexes résine-médicament à échange d'ions

Il est basé sur la formulation d'un complexe médicament-résine formé lorsque la solution ionique est maintenue en contact avec les résines ioniques. Le médicament issu de ce complexe est échangé dans le tractus gastro-intestinal et libéré avec l'excès de Na+ et Cl- présent dans le tractus gastro-intestinal. Ce système fonctionne généralement avec un composé de résine d'un polymère réticulé insoluble. Ils contiennent un groupe fonctionnel salin en position répétée sur une chaîne de polymère.

E. Formulation indépendante du pH

La plupart des médicaments sont soit des acides faibles soit des bases faibles, la libération de la formulation à libération prolongée dépend du pH. Cependant, des tampons tels que le sel de l'acide citrique, l'acide aminé, l'acide tartrique peuvent être ajoutés à la formulation, pour aider à maintenir un pH constant en retardant la libération du médicament indépendante du pH. Une formulation tampon à libération prolongée est préparée en mélangeant un médicament basique ou acide à un ou plusieurs agents tampons, en le granulant avec des excipients appropriés et en l'enrobant d'un polymère filmogène perméable au liquide gastro-intestinal. Lorsque le liquide gastro-intestinal passe à travers la membrane, l'agent tampon

13

ajuste le liquide à l'intérieur à un pH constant approprié en y rendant une vitesse constante de libération du médicament.

F. Systèmes de contrôle de la pression osmotique

Une membrane semi-perméable est placée autour du comprimé, de la particule ou de la solution médicamenteuse, ce qui permet d'amener de l'eau dans le comprimé et de pomper la solution médicamenteuse hors du comprimé par la petite fente de distribution du noyau du comprimé. Il existe deux types de systèmes de contrôle de la pression osmotique :

    a. Le type 1 contient un noyau osmotique avec un médicament

    b. Le type 2 contient le médicament dans un sac souple avec un noyau osmotique entourant

II. Systèmes de transit différé et de libération continue

Ces systèmes sont prémédités pour allonger leur séjour dans le tractus GI en même temps que leur libération. Souvent, la forme galénique est conçue pour être conservée dans l'estomac et le médicament qui y est présent doit donc être stable jusqu'au pH gastrique. Les systèmes inclus dans cette catégorie sont les systèmes mucoadhésifs et les systèmes basés sur la taille.

III. Systèmes de libération différée

La conception de ces systèmes implique la libération du médicament uniquement à un endroit spécifique de la TIG. Les médicaments contenus dans un tel système sont ceux qui le sont :

a. Connu pour provoquer des troubles gastriques

b. Détruit dans l'estomac ou par des enzymes intestinales.

c. Signifie l'étendue de l'effet local sur un site IG spécifique

d. Absorbé à partir d'un site intestinal spécifique

1.3.1 Facteurs influençant la conception de la forme de dosage orale à libération prolongée

Deux facteurs interviennent dans la conception de la forme posologique à libération prolongée par voie orale.

A. Facteurs biologiques

B. Facteurs physicochimiques

A. Facteurs biologiques

1. Demi-vie biologique
2. Absorption
3. Métabolisme

B. Facteurs physicochimiques

1. Coefficient de partage
2. Taille de la dose
3. Stabilité
4. Ionisation, pKa et solubilité aqueuse

1.4 Préparation du comprimé : par granulation humide

1. Rassembler tous les principes actifs et les excipients
2. Formulation de granules à l'aide d'alcool isopropylique
3. Séchez les granulés et ajoutez du lubrifiant
4. Effectuer la compression

Tableau 1.1 : Préparation commercialisée d'un comprimé de glipizide à libération prolongée

Sr.No.	Nom de la marque	Description	Société
1	Glucotrol XL	5,10 mg de glipizide	Produits pharmaceutiques Jenburkt
2	Glipizide XL	5 mg de glipizide	Zydus
3	Glynase XL	5,10 mg de glipizide	U S Vitamin pvt.LTD
4	Glipixior SR	5,10 mg de glipizide	RPG life science LTD
5	Diaglibe	5 mg de glipizide	Cipla

1.5 Diabète sucré : [7-9]

Le diabète sucré (DM), normalement appelé diabète, est un groupe de troubles métaboliques dans lesquels on observe une hyperglycémie sur une période prolongée. Il survient parce que l'organisme n'est pas capable de produire une quantité suffisante d'insuline pour ses propres besoins, soit en raison d'une altération de la sécrétion d'insuline, soit en raison d'une altération de l'action de l'insuline, soit les deux.

1.5.1 Types de DM

Il existe trois principaux types de diabète sucré.

➢ Type 1 DM :
- Elle résulte de l'incapacité du pancréas à produire suffisamment d'insuline.
- Il est également connu sous le nom de "diabète sucré insulinodépendant" (DID) ou "diabète juvénile".

➢ Type 2 DM :
- Elle commence par la résistance à l'insuline.
- Dans ce cas, les cellules ne répondent pas correctement à l'insuline.

- La cause première est un poids corporel trop élevé et un manque d'exercice.
- Il est identifié comme le diabète sucré non insulinodépendant (DNID) ou "diabète de l'adulte".

➢ Diabète gestationnel :
- C'est le troisième type de diabète et il survient lorsque des femmes enceintes sans antécédents de diabète développent un taux de sucre élevé dans le sang.

1.5.2. Symptômes

- Les personnes atteintes de diabète de type 2 n'ont souvent aucun symptôme au début. Elles peuvent ne présenter aucun symptôme pendant de nombreuses années.

Les premiers symptômes du diabète peuvent inclure :
- Infections de la vessie, des reins, de la peau ou autres infections plus régulières ou qui guérissent lentement
- Fatigue
- La faim
- Une soif accrue
- Augmentation de l'urination

Les premiers symptômes peuvent également l'être :
- Une vision peu claire
- Dysfonctionnement érectile
- Douleur ou engourdissement des pieds ou des mains

1.5.3. Traitement

L'apprentissage des techniques de surveillance du diabète vous aidera à bien vivre avec le diabète. Ces compétences permettent d'éviter les problèmes de santé et le besoin de soins médicaux. Ces compétences comprennent :

- Comment tester et enregistrer votre glycémie.
- Quoi et quand manger.
- Comment augmenter vos mouvements et contrôler votre poids en toute sécurité.
- Comment prendre des médicaments, si nécessaire.
- Comment identifier et traiter l'hypoglycémie et l'hyperglycémie.
- Comment gérer les congés de maladie

➢ Surveillez votre glycémie :
- Vérifier votre taux de glycémie.
- Parlez-en à votre médecin et à votre professeur de diabète pour vérifier. Pour vérifier votre taux de glycémie, vous utilisez un appareil appelé glucomètre.
- En général, vous vous piquez le doigt avec une petite aiguille. Cela vous donne une petite goutte de sang. Vous placez le sang sur une bandelette de test et vous mettez la bandelette dans le lecteur. Le lecteur vous donne une interprétation de votre glycémie.

➢ Une alimentation saine et le contrôle du poids :
- Il est important de gérer son poids et d'avoir un régime alimentaire équilibré. Certaines personnes atteintes de diabète de type 2 peuvent arrêter de prendre des médicaments après avoir perdu du poids. Cela ne signifie pas que leur diabète est guéri.
- Activité physique régulière
- Brûler des calories et des graisses supplémentaires pour vous aider à gérer votre poids.
- Améliore la circulation sanguine et la pression artérielle.

- Augmente votre niveau d'énergie.
- Améliore votre capacité à gérer le stress.

1.5.4. Perspectives (pronostic)

- Le diabète est une maladie à vie et il n'y a pas de retour à la santé.
- Certaines personnes atteintes de diabète de type 2 n'ont plus besoin de médicaments si elles perdent du poids et deviennent plus actives. Lorsqu'elles atteignent leur poids idéal, leur propre insuline et une alimentation saine peuvent contrôler leur taux de sucre dans le sang.

1.5.5. Prévention

- Vous pouvez prévenir le diabète de type 2 en conservant un poids corporel sain. Vous pouvez atteindre un poids sain en mangeant des aliments sains, en calculant la taille de vos portions et en menant une vie quotidienne active.
- L'apparition du diabète de type 2 peut être retardée ou évitée grâce à un régime alimentaire approprié et à un entraînement régulier.

1.6 GOMME NATURELLE : [10-13]

La gomme Dammar : La gomme damar (GD) est une gomme naturelle blanchâtre à jaunâtre de la plante *Shorea Wiesneri* (famille des *Dipterocarpaceae*). Elle contient environ 40% de résine alpha (résine qui se dissout dans l'alcool), 22% de résine bêta, 23% d'acide dammarol et 2,5% d'eau. Il a été principalement utilisé comme émulsifiant et stabilisateur pour la fabrication de couleurs, de peintures, d'encres et d'émulsions aromatiques dans les industries alimentaires et cosmétiques, ainsi que dans la fabrication de papier, de bois, de vernis, de laques, de polis et d'additifs pour boissons. Il a été utilisé pour les revêtements résistants à l'eau et dans les industries pharmaceutique et dentaire pour ses fortes propriétés de liaison. En Inde, le Sal dammar a été largement utilisé comme système de médecine indigène. Ces larges applications de la DG proposent leur forte nature hydrophobe, leur importante propriété de liaison et leur compatibilité avec l'environnement physiologique. Comme la tablette matricielle est l'approche la plus facile pour concevoir le système d'administration soutenue du médicament, nous nous sommes intéressés à l'étude de la capacité de formation de la matrice. Il s'agit d'une exsudation séchée d'arbres cultivés d'Agathis spp., Hopea spp. et Shorea spp. qui consiste en un mélange complexe de composés terpénoïdes acides et neutres et d'un matériau polysaccharidique. La gomme dammar est Le produit brut se présente sous forme de gomme de couleur irrégulière blanche à jaune ou brunâtre, de fragments ou de poudre, parfois mélangés à des fragments d'écorce, les qualités raffinées sont blanches à jaunâtres et sont exemptes de déchets de matière ligneuse, pratiquement inodores, bien que les qualités raffinées puissent dégager une odeur des huiles essentielles utilisées dans le processus de raffinage. Il est utilisé comme vitrage, agent de trouble et aussi comme stabilisateur. Il s'agit d'un nouveau matériau utilisé dans la forme pharmaceutique à libération prolongée, car il peut assurer une libération du médicament pendant plus de 10 à 12 heures. La gomme dammar présente certaines propriétés importantes : elle est insoluble dans l'eau tout en étant librement soluble dans le toluène. Le point de fusion de la gomme dammar est d'environ 90°C. L'indice d'acidité de la gomme est de 20 à 40, et l'indice d'iode se situe entre 10 et 40. Elle ne devrait pas avoir de croissance microbienne.

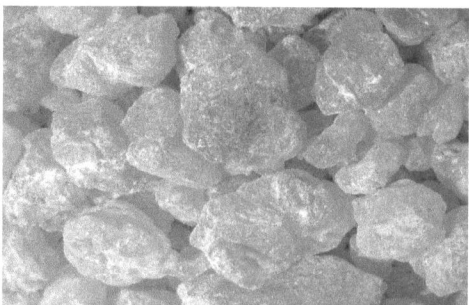

Fig. 1.1 : Gomme Dammar12

CHAPITRE - 2

REVUE DE LA LITTÉRATURE

2. REVUE DE LA LITTÉRATURE

2.1 EXAMEN DES TRAVAUX EFFECTUÉS SUR LE SYSTÈME DE DÉLIVRANCE DES MÉDICAMENTS : [14-23]

1. S. D. JAVEER *et al*, Formulation and evaluation of trimetazidine dihydrochloride extended release tablets by melt congealing method. Le facteur de similarité f2 est la mesure simple pour la comparaison de deux profils de dissolution. Il assure l'uniformité du produit d'un lot à l'autre et permet de calculer la biodisponibilité pour le développement de la formulation. L'analyse du facteur de similarité entre les comprimés préparés et les comprimés commercialisés a montré que le facteur f2 (f2 = 66,81) était supérieur à 50. Le facteur f2 confirme que la préparation formulée T15 présente une libération de médicament similaire à celle de la préparation commercialisée ; l'effet de libération prolongée a été obtenu de manière adéquatement plus élevée par l'ajout de cire dans la formulation.

2. R. V. KENY *et al*, Formulation and Evaluation of Once Daily Minocycline Hydrochloride Extended Release Matrix Tablet. La libération du médicament dépend non seulement de la nature de la matrice mais aussi du rapport entre le médicament et le polymère. Le pourcentage de libération des formulations avec HPMC K15M s'est avéré plus élevé que celui des formulations avec HPMC K4M en raison de l'utilisation d'un grade d'HPMC plus visqueux. La libération du médicament dépend non seulement de la nature de la matrice mais aussi du rapport entre le médicament et le polymère. L'augmentation de la concentration en HPMC peut entraîner une augmentation de la tortuosité ou de la résistance du gel du polymère. Plus le pourcentage de polymère augmente, plus la libération de médicament diminue.

3. DURGACHARAN *et al.* Formulation et évaluation in-vitro et biopharmaceutique d'un comprimé à libération prolongée de vérapamil HCL en utilisant la technique de granulation par fusion du precirol ATO 5. Parmi les trois lots, le lot F2 contenant 20 % de PREC a montré une libération in vitro de 86,496 ± 0,094 %, ce qui était équivalent à la préparation commercialisée. Il est donc considéré comme la formulation la plus prometteuse. De l'effet des activateurs de libération tels que le MCC et le lactose, on peut conclure que le contrôle de ces facteurs peut être utilisé avec succès pour moduler le taux de libération à partir des matrices. Il a donc été confirmé dans cette étude que le PREC est un matériau cireux approprié qui peut être utilisé comme agent de formation de la matrice dans la technique de granulation par fusion afin de soutenir la libération de médicaments hydrosolubles tels que le VPH. Ainsi, la libération prolongée de médicaments a été obtenue en utilisant un polymère approprié.

4. JIANGYANG FAN *et al*, In vitro evaluations of konjac glucomannan and xanthan gum mixture as the sustained release material of matrix tablet. Dans cette étude, les comprimés matriciels à libération prolongée ont été préparés avec les mélanges de polysaccharides de glucomannane de konjac (KGM) et de gomme de xanthane (XG) comme matériaux à libération prolongée. Le lactose a été choisi comme diluant dans les comprimés de la matrice. Les études de dissolution ont montré que le KGM réagissait bien à l'hydrolyse des enzymes dans le côlon, tandis que les comprimés matriciels contenant un seul polysaccharide (soit le KGM, soit la XG) comme substance à libération prolongée ne pouvaient pas retarder efficacement la libération du médicament des comprimés. Les mélanges de polysaccharides ont alors été utilisés. Les résultats de la libération du médicament ont montré que l'interaction synergique entre le KGM et le XG dans la phase de gel pouvait retarder efficacement la diffusion du médicament. Des rapports différents entre le KGM et le XG ont conduit à des profils de libération de médicaments différents dans les études

23

de dissolution. L'ajout de b-mannanase peut accélérer le taux de libération du médicament en raison de l'existence de KGM dans la matrice. Le mélange de glucomannane de konjac et de gomme de xanthane peut être considéré comme un nouveau matériau potentiel pour soutenir et contrôler la libération de médicaments. Il est nécessaire de réaliser davantage d'études in vivo pour l'application du KGM aux systèmes d'administration de médicaments par voie orale. La diffusion du médicament est retardée et permet une libération prolongée.

5.   NOBUYUKI TANAKA *et al*, Development of novel sustained-release system, disintegration-controlled matrix tablet (DCMT) with solid dispersion granules of nilvadipine. Pour obtenir le système SR pour les médicaments peu solubles dans l'eau, le DCMT qui consiste en cire et en granules SD contenant un désintégrant a été préparé pour la nilvadipine. La couche de cire limite efficacement la pénétration de l'eau dans le comprimé, et le désintégrant contenu dans les granules SD est progressivement gonflé par l'eau pénétrée, puis les granules sont séparés du DCMT, ce qui constitue une étape de limitation de la vitesse de libération de la NiD par le DCMT.

6.   J. SUJJA-AREEVATH *et al*, Release characteristics of diclofenac sodium from encapsulated natural gum mini-matrix formulations. Une libération prolongée de diclofénac sodique a été obtenue à partir de plusieurs mini-matrices enfermées dans une capsule de gélatine dure contenant des gommes de caroube, de xanthane et de karaya. Le comportement de libération était anormal (non fickien), indiquant que le gonflement et la relaxation du polymère étaient tous deux impliqués dans le processus de libération. La quantité de gomme de xanthane présente a déterminé le taux de libération du médicament. Des proportions croissantes d'excipient ont produit un taux de libération plus rapide, modifiant le comportement de libération. La teneur en gomme xanthane semble jouer un rôle dominant dans la détermination du taux de libération de la drogue.

7. KWABENA OFORI-KWAKYE *et al*, Development and evaluation of natural gum-based extended release matrix tablets of two model drugs of different water solubilities by direct compression. Des comprimés à matrice à libération prolongée de diclofénac sodique et de metformine HCl ont été produits avec succès en utilisant diverses combinaisons/ mélanges de trois polymères hydrophiles. La gomme de xanthane contenant les comprimés matriciels des deux médicaments a présenté un gonflement accru et une libération prolongée du médicament. La libération de la metformine hautement soluble dans l'eau s'est produite sur une période plus courte que celle du diclofénac sodique peu soluble dans l'eau.

8. S. C. BASAK *et al*, Formulation and release behavior of sustain release ambroxol hydrochloride HPMC matrix tablet. On peut conclure de la présente étude que la libération lente, contrôlée et complète de l'ambroxol sur une période de 12 h a été obtenue à partir de comprimés matriciels (F-V) formulés en utilisant un rapport polymère-médicament de 1:1,47. Il est également évident d'après les résultats que la formulation F-V est un meilleur système pour la libération deux fois par jour de chlorhydrate d'ambroxol. Les formulations F-I à F-IV présentaient un mécanisme de diffusion à quasi diffusion de la libération du médicament, alors que le mécanisme de libération du médicament à partir des F-V était anormal. La libération du médicament était prolongée jusqu'à 12 heures et permettait une libération prolongée.

9. SIVA PRAVEEN GUTT MOHINI KALRA *et al*, Formulation and evaluation of sustained release tablets of carvediol. Les comprimés ont été préparés à une dose relativement faible de 20 mg par la méthode de compression directe. Pour la formulation à libération prolongée, le temps de dissolution du comprimé doit être optimisé afin d'avoir une libération prolongée du médicament dans le profil de dissolution. Le temps de dissolution est géré en utilisant des polymères comme l'hydroxy propyl méthyl cellulose et l'oxyde de polyéthylène dans la formulation.

Tous les résultats de formulation évalués ont été jugés satisfaisants.

10. SUBAS CHANDRA *et al*, Gum odina : un nouveau matériau formant une matrice pour l'administration soutenue de médicaments. L'étude concerne l'évaluation de la gomme odina naturelle en tant que nouveau matériau formant une matrice à libération prolongée dans la formulation de comprimés. Les comprimés matriciels ont été préparés par une technique de granulation humide. La gomme odina peut être utilisée comme excipient de comprimés, en particulier comme liant de comprimés et comme matériau formant une matrice pour une libération prolongée et contrôlée du médicament. L'étude de la toxicité et des compositions chimiques de la gomme expérimentale et des interactions entre l'excipient des comprimés et le gumexpérimental en utilisant l'étude FTIR a permis de garantir son utilisation sûre comme excipient et sera un complément naturel pour les industries pharmaceutiques.

2.2 EXAMEN DES TRAVAUX EFFECTUÉS SUR LA GOMME DAMMAR24-28

1. D. M. MORKHADE *et al*, Gum Copal and Gum Damar : Novel Matrix Forming Materials for Sustained Drug Delivery. La présente étude a été réalisée pour étudier la capacité de formation de matrice de la GC et de la GD dans les comprimés pour l'administration prolongée de médicaments. Les résultats de l'évaluation et de la caractérisation physico-chimique ont indiqué que la GD, un faible indice d'acidité a été observé ; cela peut être l'indication de sa meilleure stabilité chimique. Bien que de faibles pressions de compression aient été utilisées lors de la formulation des comprimés, tous les comprimés produits ont montré une bonne résistance à la manipulation. Les propriétés pharmacotechniques de tous les

comprimés examinés étaient dans les limites acceptables. Les deux gommes en concentration de 30 % p/p ont retardé la libération du diclofénac sodique au-delà de 10 heures. Ainsi, la libération du médicament suit le modèle zéro et higuchii et la matrice de la gomme damar est capable de fournir un effet durable au-delà de 10 heures.

2. V. M. FULBANDHE, C. R. JOBANPUTRA *et al*, Evaluation of Release Retarding Property of Gum Damar and Gum Copal in Combination with Hydroxypropyl Methylcellulose.The drug release using Di calcium phosphate as diluents shows sustained release action compared to lactose which shows at high concentration while magnesium state shows irregular release pattern. La libération initiale par éclatement des matrices a été réduite par la présence de HPMC dans les matrices. La disponibilité d'un temps suffisant pour le gonflement et la gélification pourrait être la raison de la diminution de la libération initiale par éclatement. La présence du polymère hydrophobe en plus forte concentration, qui conduit à des matrices imperméables à l'eau, pourrait être la raison de la libération prolongée des comprimés GC/GD. Ainsi, la propriété de retardement de la libération de la gomme damar avec HPMC montre un changement significatif dans la libération du médicament et la concentration de la gomme devrait être plus élevée que celle de l'HPMC.

3. K. J. WADHER *et al*, Formulation and Evaluation of a Sustained-Release Tablet of Metformin Hydrochloride Using Hydrophilic Synthetic and Hydrophobic Natural Polymers. En ce qui concerne l'effet de la concentration en gomme, une diminution du taux de libération du médicament a été observée lorsque la teneur en GC et GD dans la matrice était augmentée. Cela peut s'expliquer par le fait que les gommes en concentrations plus élevées dans les comprimés pourraient avoir produit

une matrice dense autour des particules de médicament, fournissant ainsi plus de barrières pour leur fuite et leur dissolution. En outre, cette matrice dense, en particulier lorsqu'elle est de nature hydrophobe, peut favoriser une moindre pénétration du milieu de dissolution dans les comprimés. Cela peut également être la raison auxiliaire de l'obtention de profils de libération lente des médicaments par les comprimés à matrice GC et GD. Les deux gommes en concentration de 30% p/p ont retardé la libération de la metformine HCl au-delà de 10 h. La libération du médicament à partir de la matrice GC et GD a suivi une cinétique d'ordre zéro et de racine carrée de Higuchi respectivement. La libération du médicament suit le modèle d'ordre zéro et higuchii et la matrice de la gomme damar est capable de fournir un effet durable au-delà de 12 h.

4. D. M. MORKHADE *et al*, Evaluation of gum damar as novel microencapsulating material for ibuprofen and diltiazem hydrochloride. Comme la concentration de gomme damar augmente, la libération du médicament a diminué et permet une libération prolongée. L'efficacité de l'encapsulation était beaucoup plus élevée pour l'ibuprofène que pour les microparticules de DLTZ. Cela peut être attribué à une affinité de la drogue pour la GD. Comme la GD est une gomme hydrophobe, l'affinité de l'ibuprofène pour la GD était peut-être plus grande que celle des DLTZ solubles dans l'eau et la GD pouvait donc emprisonner une plus grande quantité d'ibuprofène. De plus, la plus grande solubilité de la DLTZ par rapport à l'ibuprofène en phase externe pourrait être une raison supplémentaire. La solubilité du médicament et de la gomme dammar est donc un paramètre important pour la libération du médicament.

5. SHALAKA DHAT *et al*, Effect of two different diluent on the release profile of aceclofenac from sustain release matrix tablet using gum damar as release retardent. Des études indiquent que les comprimés matriciels d'acéclofénac SR

peuvent être préparés avec succès en utilisant la gomme damar comme retardateur de libération. La gomme damar elle-même agit comme un bon retardateur mais le choix des diluants a montré un effet significatif sur la libération de l'aclofénac à partir d'un comprimé matriciel à libération prolongée. L'utilisation d'un diluant hydrophobe tel que le phosphate dicalcique a montré une libération inférieure à 25 % sur une période de 8 heures, alors que la libération est étendue à environ 80 % en utilisant un diluant hydrophile tel que l'amidon de maïs. La libération de l'aclofénac à partir de la formulation sélectionnée de comprimés matriciels à libération prolongée était régie par la loi de la racine cubique de Hixon Crowell et s'est avérée comparable à celle des comprimés d'aclofénac à libération prolongée commercialisés. Le comprimé SR d'aclofénac avec différents diluants a un impact significatif sur la libération du médicament avec la gomme damar à libération retardée.

2.3 EXAMEN DES TRAVAUX RÉALISÉS SUR LE GLIPIZIDE29-33

1. SHAHLA JAMZAD et al, Development of a controlled release low dose class II drug Glipizide. Dans cette étude, la libération linéaire d'un médicament à faible solubilité et à faible dose, le glipizide, similaire au profil du système commercial PPOP, le Glucotrol XL, a été réalisée avec les systèmes matriciels monolithiques développés basés sur HPMC et PEO. La cinétique de libération du médicament s'est avérée conforme à la cinétique d'hydratation/gonflement dans la formulation à base de HPMC, tandis que dans le système PEO, la cinétique d'érosion a dominé l'opération de libération.

2. GEDAR SUSHMA et al, Formulation and Evaluation of Sustained Release Matrix Tablet of Glipizide. La recherche a été entreprise dans le but de formuler et d'évaluer les comprimés de glipizide à matrice à libération prolongée en utilisant des

polymères hydrophiles et hydrophobes par la méthode de granulation humide. Comprimé matriciel de glipizide à libération prolongée contenant une combinaison de polymères hydrophobes (Eudragit RS 100) et hydrophiles (gomme de xanthane) dans un rapport de 1:1 comme formulation idéale ou optimisée pour une libération de 12 heures. L'étude a montré que le polymère hydrophobe se solubilisait moins, ce qui retarde davantage la libération du médicament à partir de la matrice du comprimé.

3. BHAVANI BODDEDA *et al*, Formulation et évaluation des comprimés de glipizide à libération prolongée. L'objectif de la présente enquête était de développer une formulation de glipizide en comprimés à libération prolongée (SR) en utilisant deux polymères hydrophobes (éthylcellulose et copolymère éthylène-acétate de vinyle) et deux résines de gomme naturelles hydrophiles (résine d'oliban et colophane). Une étude de libération de médicament in vitro a été réalisée et comparée aux comprimés commerciaux de Glynase XL. La méthode du modèle indépendant, le facteur de différence de Lin Ju et Liaw ($f1$) et le facteur de similarité ($f2$) ont été utilisés pour comparer différents profils de dissolution. La cinétique de la libération du médicament a été expliquée au mieux par le modèle de Korsmeyer et Peppas et le mécanisme de libération du médicament de ces comprimés a été le mécanisme de diffusion non fictif.

4. RAJAN K. VERMA *et al*, Development and evaluation of osmotically controlled oral drug delivery system of glipizide. Des formulations de glipizide à libération prolongée ont été développées sur la base d'une technologie osmotique. La libération du médicament était directement proportionnelle au niveau initial de formation des pores, mais inversement liée au poids de la membrane. La libération de glipizide à partir des formulations développées était inversement proportionnelle à la pression osmotique du milieu de libération, confirmant que le pompage osmotique est le principal mécanisme de libération du médicament.

5. A.G. THOMBRE *et al*, Delivery of glipizide from asymmetric membrane capsules using encapsulated excipients. La vitesse de libération osmotique d'un médicament à partir d'un système de libération de comprimés de KCl avec une solubilité poreuse et non poreuse de l'éthylcellulose. Ainsi, les substances médicamenteuses présentant une faible limitation de l'aquylcellulose peuvent être surmontées pour un médicament tel que l'enrobage des comprimés à membrane asymétrique pour le glipizide médicamenteux osmotique, qui a une solubilité dépendant du pH. Système osmotique pour délivrer des bénéfices sélectionnés, y compris un excipient modifiant la solubilité dans les agents cials ayant des degrés de solubilité variables, noyau de capsule US Patent.

2.4 Recherche de brevets34-39

2.4.1 Brevet [135]

N° de brevet	US20040131671 A1
Titre	Formulations à libération prolongée contenant de l'acétaminophène et du tramadol
Résumé	Une formulation à libération prolongée en dose unitaire contient 100 mg-1000 mg d'acétaminophène et 15 mg-150 mg de chlorhydrate de tramadol, qui comprend 1) une partie à libération immédiate comprenant 25 %-75 % de la quantité totale efficace de médicament dans la forme posologique et 2) une partie à libération prolongée comprenant a) 25 %-75 % de la quantité totale efficace de médicaments dans la forme posologique ; b) 6 %-50 % de polymères gélifiants de la formulation totale, et c) éventuellement un enrobage entérique à un niveau de 5 %-40 % de la formulation totale. La formulation indiquée dissout 25 à 60 % du médicament total au cours de la première heure, 50 à 90 % du médicament total au cours des quatre premières heures et pas moins de 80 % du médicament total au cours des 12 premières heures en utilisant la méthode de dissolution USP II à 50 tours/minute.

Nombre d'occurrences	95

2.4.2 Brevet 236

N° de brevet	CN 200510045949
Titre	Comprimé composé de diméthylbiguanide/glipizide à libération contrôlée et méthode de préparation
Résumé	La présente invention concerne une sorte de comprimé de dimehtyl biguanide/glipizide à libération contrôlée et son procédé de préparation. Le comprimé de dimehtyl biguanide/glipizide à libération contrôlée contient deux types de matières actives principales, le dimehtyl biguanide et le glipizide, pour le traitement du diabète. Lors de la préparation, le noyau du comprimé est d'abord pressé puis enrobé d'un film semi-pénétrant et au moins un petit trou est pratiqué dans le film semi-pénétrant pour libérer la matière active. Le noyau du comprimé est additionné de matière alcaline pour augmenter la solubilité du glipizide afin que deux types de matières actives soient libérés de manière synchrone avec une différence de taux nulle. La préparation à libération contrôlée du composé présente les avantages évidents d'une petite fluctuation de la concentration de médicaments dans le sang, d'une diminution des effets secondaires, d'une augmentation de l'effet curatif et d'une meilleure observance du patient.
Nombre d'occurrences	140

2.4.3 Brevet 337

N° de brevet	US 6.270.797 B1
Titre	Composition pharmaceutique à libération prolongée contenant du glipizide et procédé pour sa fabrication

Résumé	Composition monolithique de glipizide à libération prolongée pour les patients atteints de diabète sucré non insulino-dépendant qui présente une dégradation après ingestion par un patient conformément à une cinétique d'ordre zéro. Une composition d'un glipizide et d'un agent formant un hydrocolloïde et, de manière optimale, d'autres excipients auxiliaires pour la libération prolongée du glipizide. Les matières hydrophiles peuvent constituer au moins 50 % en poids de la composition. Un procédé de production de la composition, qui comprend les étapes de granulation du glipizide, d'un matériau hydrophile et d'un diluant, de séchage du produit granulé et de lubrification du produit avec un agent régulateur de débit et un lubrifiant.
Nombre d'occurrences	113

2.4.4 Brevet 438

N° de brevet	PCT/US2009/001744
Titre	Formulation à libération prolongée contenant de la cire.
Résumé	Les formulations pharmaceutiques à libération prolongée sont divulguées dans lesquelles les formulations contiennent une partie à libération prolongée et une partie à libération immédiate, la partie à libération prolongée comprenant un ingrédient pharmaceutique actif et une cire. Les méthodes de fabrication de ces formulations pharmaceutiques à libération prolongée sont également divulguées.
Nombre d'occurrences	89

2.4.5 Brevet 539

N° de brevet	PCT/US1993/011766
Titre	Gommes à mâcher contenant un hydrolysat naturel de gomme glucidique
Résumé	Les produits de gomme à mâcher contenant un hydrolysat naturel de gomme glucidique et les méthodes de fabrication de ces produits sont divulgués. L'hydrolysat naturel de gomme glucidique est utilisé dans un composé à rouler appliqué sur le produit de gomme à mâcher. Dans une deuxième variante, un hydrolysat naturel de gomme glucidique est utilisé dans le remplissage central d'un chewing-gum. Dans une troisième variante, l'aspartame est utilisé pour édulcorer la composition du chewing-gum et l'hydrolysat naturel de gomme glucidique est fourni, de préférence en quantité efficace pour stabiliser l'aspartame de telle sorte qu'après huit semaines de stockage à 85 °F, l'aspartame se décompose à raison d'au moins 5 % de moins que celui qui se serait décomposé si l'hydrolysat naturel de gomme glucidique n'était pas inclus. Un hydrolysat naturel de gomme glucidique est également séché avec d'autres édulcorants, co-évaporé pour faire des sirops et utilisé comme agent d'encapsulation pour les édulcorants ou les arômes de haute intensité utilisés dans les compositions de gomme
Nombre d'occurrences	130

2.5 RÉSUMÉ DU PSAR

Sr. No n.	Brevet Numéro de la demande	Titre du brevet
1.	10/664 451 DOLLARS AMÉRICAINS	Formulations à libération prolongée contenant acétaminophène et tramadol
2.	CN 200510045949	Comprimé composé de diméthylbiguanide/glipizide à libération contrôlée et méthode de préparation
3.	WO/2001/087228	Sustainedreleasepharmaceutical Composition contenant du glipizide et son procédé de fabrication
4.	PCT/US2009/001744	Formulation à libération prolongée contenant une cire
5.	WO1994014332	Gommes à mâcher contenant un hydrolysat naturel de gomme glucidique

En regardant les 05 brevets ci-dessus, j'ai pu rationaliser mon projet de thèse :

❖ Contrairement au système conventionnel d'administration des médicaments, la nouvelle approche est plus pratique pour la libération du médicament. Dans le système conventionnel, la libération du médicament a lieu immédiatement et finit par se désintégrer et se métaboliser.

❖ Cette nouvelle approche implique un système de libération modifiée des médicaments. Il existe différentes approches pour la libération des médicaments, telles que la libération prolongée dans ce système de libération prolongée ou contrôlée.

❖ Les médicaments qui sont administrés sous forme de simples comprimés ou de gélules ont tendance à présenter un taux de pénétration dans le liquide organique qui est très élevé au début et qui diminue ensuite de façon drastique.

❖ Le glipizide est utilisé pour traiter le diabète. En raison de sa courte demi-vie, il est nécessaire de préparer une forme de dosage à libération prolongée.

❖ Selon le scénario actuel, l'utilisation de la gomme naturelle est plus bénéfique que celle d'autres polymères.

La gomme dammar est une gomme naturelle, qui présente de nombreux avantages par rapport à d'autres polymères synthétiques. Elle est rentable, écologique et compatible en raison de son origine naturelle. La gomme dammar est un retardateur de libération potentiel.

CHAPITRE - 3

BUT & OBJECTIF

3. BUT & OBJECTIF

3.1 JUSTIFICATION DE L'ÉTUDE

Contrairement au système conventionnel d'administration des médicaments, la nouvelle approche est plus pratique pour la libération du médicament. Dans le système conventionnel, la libération du médicament a lieu immédiatement et finit par se désintégrer et se métaboliser. La nouvelle approche implique un système de libération modifiée du médicament. Il existe différentes approches pour la libération du médicament, comme la libération prolongée dans ce système de libération prolongée ou contrôlée. Il n'y aura aucune fluctuation de la concentration du médicament. La concentration thérapeutique est maintenue de sorte qu'il y aura moins de risques de toxicité. Ceci est particulièrement important pour les médicaments qui ont un faible indice thérapeutique. Les médicaments qui sont administrés sous forme de simples comprimés ou de gélules ont tendance à présenter un taux de pénétration du médicament dans le liquide organique, qui est très élevé au début et qui diminue ensuite de façon drastique.

Le glipizide est utilisé pour traiter le diabète. En raison de sa courte demi-vie (2-5 heures), il faut préparer une forme de dosage à libération prolongée. Pour une gestion efficace du taux de sucre dans le sang pendant toute la journée, le médicament doit être géré en continu. Il est donc plus pratique de fabriquer un médicament à libération prolongée que le médicament classique car il montrera son effet toute la journée. La gomme dammar est une gomme naturelle qui présente de nombreux avantages par rapport à d'autres polymères biodégradables. Elle est rentable, écologique et compatible en raison de son origine naturelle. La gomme dammar est potentiellement un retardateur de libération. La dose de glipizide est de 5 à 20mg/jour. La gomme naturelle est utilisée dans la formulation du comprimé, ce qui permet une libération prolongée du médicament, contrairement à ce qui se fait habituellement. L'approche naturelle est plus efficace car elle permet de réduire les effets secondaires. L'avantage de l'utilisation de la gomme naturelle est qu'elle est facile à obtenir et qu'elle est non toxique par nature. Elle est également rentable et permet de faire preuve de patience. Et elle est facilement biodégradable. Et il n'est pas nécessaire d'ajouter d'autres polymères synthétiques car il peut à lui seul gérer le profil de libération du médicament.

3.2 AIM

Formulation et évaluation d'un comprimé de glipizide à libération prolongée en utilisant de la gomme naturelle.

3.3 OBJECTIF

1. Étudier l'effet de la gomme sur le taux de libération du glipizide.
2. Étudier l'effet de libération de la drogue à différentes concentrations de gomme.
3. Identifier la quantité optimale d'excipients et de gomme pour obtenir le taux de libération souhaité du glipizide.
4. Pour évaluer la formulation.
5. Évaluer la cinétique de libération des médicaments et le mécanisme de libération des médicaments à partir de la forme de dosage.
6. Pour comparer un comprimé préparé avec une formulation commercialisée.
7. Pour diminuer la fréquence de dosage.
8. Pour améliorer l'observance et le confort des patients.
9. Effectuer une étude de stabilité de la formulation choisie.

CHAPITRE - 4

PROFIL DES MÉDICAMENTS ET DES EXCIPIENTS

4. PROFIL DES MÉDICAMENTS ET DES EXCIPIENTS

4.1 PROFIL PHARMACEUTIQUE DU GLIPIZIDE40-45 :

Nom : Glipizide

Poids moléculaire : 445,17 daltons

Formule moléculaire : C21H27N5O4S

Structure :

Nom de l'UICPA :

N-[2-(4-{[(cyclohexylcarbamoyl)amino]sulfonyl}phényl)éthyl]-5 méthylpyrazine-2-carboxamide

État : Solide, Poudre cristalline blanche

Point de fusion : 200-203 °C

La solubilité : Insoluble dans l'eau, soluble dans le méthanol et le DMF.

Demi-vie : 2-5h

Log P : 1,91

pKa : 5,9

Classe thérapeutique : Antidiabétique (type 2)

Mécanisme d'action :

Le glipizide agit en bloquant modérément les canaux de potassium avec les cellules bêta des îlots pancréatiques de langerhans. En bloquant les canaux de potassium, la cellule se dépolarise, ce qui a pour conséquence l'ouverture de canaux calciques sous tension. L'afflux de calcium qui en résulte favorise la libération d'insuline par les cellules bêta. Les sulfonylurées peuvent également être à l'origine du déclin du glucagon sérique et potentialiser l'attaque d'insuline au niveau des tissus pancréatiques supplémentaires.

Absorption : Absorption totale par voie gastro-intestinale.

Volume de la distribution : 11 L

Protien contraignant : 98-99%

Métabolisme : métabolisme hépatique, les principaux métabolites du glipizide sont des produits d'hydroxylation aromatique et n'ont pas d'activité hypoglycémique.

Élimination : Excrété dans les urines et les fèces

Classe BCS : Classe II

Biodisponibilité : 90%.

Dose : 5-20 mg/jour

Toxicité : DL50 >4 g/kg chez toutes les espèces de souris.

Autorisation : Dans le foie

Les effets secondaires : Hypoglycémie

4.2 PROFIL DES EXCIPIENTS11[,12,46]

DAMMAR GUM :

NUMÉRO DE C.A.S : 9000-16-2

La gomme damar (GD) est une gomme naturelle blanchâtre à jaunâtre de la plante *Shorea Wiesneri* (famille des *Dipterocarpaceae*). Elle contient environ 40% de résine alpha (résine qui se dissout dans l'alcool), 22% de résine bêta, 23% d'acide dammarol et 2,5% d'eau13. Il a été principalement utilisé comme émulsifiant et stabilisateur pour la production de couleurs, de peintures, d'encres et d'émulsions aromatiques dans les industries alimentaires et cosmétiques, ainsi que dans la fabrication de papier, de bois, de vernis, de laques, de polis et d'additifs pour boissons14. Il a été utilisé pour les revêtements résistants à l'eau et dans les industries pharmaceutique et dentaire pour ses fortes propriétés liantes15. En Inde, le Sal damar a été largement utilisé comme système de médecine indigène16. Ces vastes applications de la DG proposent leur forte nature hydrophobe, leur importante propriété de liaison et leur compatibilité avec l'environnement physiologique. Étant donné que la matrice en comprimés est l'approche la plus facile pour concevoir le système d'administration soutenue du médicament, nous nous sommes intéressés à l'étude de la capacité de formation de matrice de la GC et de la GD dans les comprimés pour l'administration soutenue du médicament.

Synonymes : Résine de Dammar, gomme de Damar, résine de Damar, Dammar

Description : Le produit brut se présente sous forme de larmes, fragments ou poudre irréguliers de couleur blanche à jaune ou brunâtre, parfois mélangés à des fragments d'écorce ; les qualités raffinées sont blanches à jaunâtres et exemptes de fragments de matière ligneuse ; pratiquement inodores, bien que les qualités raffinées puissent dégager une odeur des huiles essentielles utilisées dans le processus de raffinage,

Solubilité : Très soluble dans le chloroforme, le tétrachlorure de carbone, l'éthanol, il est moins soluble dans le tampon de phosphate et l'eau distillée.

Catégorie fonctionnelle : Agent de trouble, agent de glaçage, stabilisateur

Demande : La gomme Dammar est utilisée dans le développement de comprimés à libération prolongée, de microcapsules et d'autres préparations comme la fabrication de chewing-gum.

CARACTÉRISTIQUES
L'IDENTIFICATION :

Plage de fusion : 90-93°C

Valeur de l'acide : Pas plus de 40

Indice d'iode : Pas moins de 10 et pas plus de 40

Critères microbiologiques : Salmonella spp : négative dans 1 gramme

                     E. coli : négatif dans 1 gramme

CHAPITRE - 5

TRAVAIL EXPÉRIMENTAL

5. TRAVAIL EXPÉRIMENTAL

5.1 LE MATÉRIEL ET L'ÉQUIPEMENT UTILISÉS

Matériel utilisé

Tableau 5.1 : Liste des matériaux utilisés dans les travaux de recherche

Sr.	Ingrédient	Catégorie	Source
1	Glipizide	API	Produits pharmaceutiques Balaji, Surat
2	La gomme Dammar	Agent à libération prolongée	Épices de mangoustan, Mangoustan
3	Phosphate de di-calcium	Diluant	Produits pharmaceutiques Balaji, surat
4	Amidon	Diluant	Produits pharmaceutiques Balaji, surat
5	Stéarate de magnésium	Lubrifiant	Lobachemi Pvt.Ltd. Mumbai

Matériel utilize

Tableau 5.2 : Liste des équipements utilisés dans les travaux de recherche

Sr.	Instrument	Modèle/Manufacturier
1	Balance numérique	Shimadzu corp,Japon
2	Machine à comprimer les comprimés	Hardik Engineering WO Ahmedabad [Presse du laboratoire]
3	Spectrophotomètre UV/visible	Shimadzu UV1800,Japon
4	Testeur de dureté	Testeur de dureté Monsanto
5	Appareil de test de friabilité	Appareil de test de friabilité Rolex
6	Appareil de densité en vrac	Rolex Appareil de densité en vrac
7	Appareil de test de dissolution	Electrolab (TDT-08)
8	Four à air chaud	L'instrument NOVA
9	Spectrophotomètre infrarouge à transformée de Fourier	Shimadzdu
10	Calorimètre différentiel à balayage	L'optique Brucker

5.2 Étude de pré-formulation48-51

5.2.1. Identification du glipizide :

Le glipizide a été examiné physiquement en fonction de diverses propriétés physico-chimiques telles que la couleur et l'odeur.

5.2.2. Point de fusion :

Le point de fusion est le point auquel la drogue pure et le solide existent à l'équilibre. En pratique, il est considéré comme un mélange d'équilibre à une pression atmosphérique externe. Le dispositif du point de fusion a été utilisé dans la présente étude.

5.2.3. FT-IR :

L'identification a été faite par FTIR. Les études IR ont été réalisées par la technique des boulettes pressées à l'aide d'une presse à KBr. Du bromure de potassium a été prélevé et conservé dans un four à air chaud pendant 2 heures pour éliminer toute humidité éventuelle. La poudre de médicament a été mélangée à du KBr séché et a été pressée pour former des granulés. La pastille organisée a été placée dans le porte-échantillon et conservée dans l'instrument pour enregistrer les pics d'IR.

5.2.4. Détermination des maxima d'absorption48

Une quantité de 100 mg de glipizide, pesée avec précision, a été transférée dans une fiole jaugée de 100 ml et le volume a été porté à 100 ml avec un tampon phosphate au pH de 6,8. La solution résultante avait une concentration de 1 mg/ml et était étiquetée comme solution de base 1. À partir de cette solution de base, 10 ml ont été prélevés et dilués à 100 ml avec un tampon phosphate à 6,8 pH, ce qui a donné une solution ayant une concentration de 100 µg/ml et étiquetée comme solution de base 2.

La solution volumétrique de 10µg/ml a été scannée dans un spectrophotomètre UV-Visible à double faisceau (200-400nm) pour déterminer le λ max de la drogue.

L'absorbance de la solution volumétrique a été enregistrée à λ max du médicament et reportée graphiquement sur le graphique standard du glipizide.

5.2.5. Courbe d'étalonnage standard du glipizide48

Préparation de la solution mère (0,1N HCL)

La dissolution pesait précisément 10 mg de glipizide dans 0,1N HCL de pH 1,2 jusqu'à 100 ml. On obtient ainsi une solution mère de 100 µg/ml. De cette solution, différentes aliquotes (10, 20, 30, 40, 50, 60, 70, 80, 90 et 100 ml) ont été prélevées dans des flacons volumétriques séparés de 10 ml et finalement diluées jusqu'à la marque au PH 1,2 de 0,1 N HCL pour préparer une série de concentrations allant de 10 à 100 µg/ml comme solutions d'essai. Le spectre de différence pour le glipizide a été enregistré en plaçant un HCL 0,1 N de pH 1,2 à blanc dans une cellule de référence et le médicament dans un tampon de phosphate de pH 1,2 dans une cellule d'échantillon.

Préparation de la solution mère (6,8 pH PBS)

La dissolution a pesé avec précision 10 mg de glipizide dans un tampon de phosphate de pH 6,8 jusqu'à 100 ml. On obtient ainsi une solution mère de 100 µg/ml. De cette solution, différentes aliquotes (10, 20, 30, 40, 50, 60, 70, 80, 90 et 100 ml) ont été prélevées dans des fioles jaugées de 10 ml séparées et finalement diluées jusqu'à la marque au tampon de phosphate PH6,8 pour préparer une série de concentrations allant de 10 à 100 µg/ml comme solutions d'essai. Le spectre de différence pour le glipizide a été enregistré en plaçant un blanc de tampon phosphate de pH 6,8 dans une cellule de référence et le médicament dans un tampon phosphate de pH 6,8 dans une cellule d'échantillon.

5.3 Compatibilité des excipients médicamenteux

5.3.1 FT-IR

L'identification a été faite par FTIR. Les études IR ont été réalisées par la technique des boulettes pressées à l'aide d'une presse à KBr. Du bromure de potassium a été prélevé et conservé dans un four à air chaud pendant 2 heures pour éliminer toute humidité éventuelle. La poudre de médicament a été mélangée à du KBrand séché et pressée pour former des granulés. Le granulé préparé a été placé dans le porte-échantillon et conservé dans l'instrument pour enregistrer les pics d'IR.

5.3.2 Calorimétrie différentielle à balayage

L'identification a été faite par calorimétrie différentielle à balayage. Elle a été effectuée sur le médicament pur et sur la formulation finale. Les données ont été enregistrées et la compatibilité a été observée par des pics endothermiques et exothermiques.

5.4 PRÉPARATION DE LA TABLETTE

- Les comprimés de glipizide ER ont été préparés par granulation humide et méthode de compression directe selon la formule indiquée dans le tableau.
- Pour la granulation humide, l'alcool isopropylique a été utilisé comme agent de granulation. Tous les ingrédients ont été bien mélangés, passés au tamis et des granulés se sont formés. On les laisse sécher à température ambiante. Ensuite, les granulés sont passés à travers le tamis n° 22. Le mélange est lubrifié avec du stérate de magnésium. Les granulés séchés après lubrification sont comprimés à l'aide d'une presse à comprimés rotative à l'aide d'un poinçon plat rond de 9 mm.
- Pour la compression directe, tous les ingrédients ont été bien mélangés dans des proportions géométriques. Ajoutez du lubrifiant et comprimez à 9 mm de profondeur à l'aide d'une machine à comprimés rotative.

Tableau de formulation

Tableau 5.3 : Formulation du comprimé de glipizide par la méthode de granulation humide

Ingrédient(mg)	F1/D1	F2/D2	F3/D3	F4/D4	F5/D5	F6/D6	F7/D7
Glipizide	10	10	10	10	10	10	10
La gomme Dammar	30	37.5	45	52.5	60	67.5	75
Phosphate dicalcique / Amidon	85	77.5	70	62.5	55	47.5	40
Stéarate de magnésium	5	5	5	5	5	5	5
Total(mg)	130	130	130	130	130	130	130

Tableau 5.4 : Formulation du comprimé de glipizide par compression directe

Ingrédient(mg)	S1/SD1	S2/SD2	S3/SD3	S4/SD4	S5/SD5	S6/SD6	S7/SD7
Glipizide	10	10	10	10	10	10	10
La gomme Dammar	30	37.5	45	52.5	60	67.5	75
Phosphate dicalcique / Amidon	85	77.5	70	62.5	55	47.5	40
Stéarate de magnésium	5	5	5	5	5	5	5
Total(mg)	130	130	130	130	130	130	130

5.4.1 Calcul de la dose de glipizide :

La dose totale de glipizide pour une formulation à libération prolongée d'une fois par jour a été calculée par l'équation suivante à partir des données pharmacocinétiques déclarées,

$$D = d\{1 + 0,693 * T/t\} \quad \text{.................... (1)}$$

$$D = 3.4\{1 + 0.693 * 12/4\}$$

$$D = 10,46 \sim 10mg$$

Où, D = dose totale de la drogue

d =dose de la partie à libération immédiate ;

T= temps (heures) pendant lequel la libération prolongée est souhaitée

t = la demi-vie du médicament

5.5 ÉVALUATION DU COMPRIMÉ À LIBÉRATION PROLONGÉE

5.5.1 Paramètre de précompression de la tablette47[,48]

1. Densité en vrac (Db)

La densité apparente est définie comme le rapport entre la masse totale d'une poudre et le volume apparent de la poudre. L'échantillon de poudre soumis à l'essai a été tamisé à l'aide du tamis n° 18 et le poids de l'échantillon a été rempli dans un cylindre gradué de 100 ml. La poudre a été nivelée et le volume non remué Vb a été noté Il est exprimé en grammes/cm3 et est donné par

$$Db = M/ Vb \dots \dots \dots \dots \dots \dots \tag{2}$$

Où,

M - Masse de la poudre
Vb - Volume de la poudre en vrac.

2. Densité exploitée (Dt)

La densité tassée est définie comme le rapport entre la masse totale de la poudre et le volume tassée de la poudre. Le volume tiraillé a été mesuré en tapotant la poudre 100 fois ou jusqu'à obtenir un volume constant. Elle est exprimée en grammes/cm3 et est donnée par

$$\mathbf{Dt = M/ Vt\dots} \tag{3}$$

Où,

M - Masse de la poudre

Vt - Volume de la poudre.

3. Indice de compressibilité (IC)

Il a été calculé à l'aide de la formule suivante. Les résultats de l'indice de compressibilité sont présentés dans le tableau.

$$CI = \frac{Dt - Db}{Dt} \times 100 \ldots\ldots\ldots\ldots\ldots\ldots\ldots\ldots(4)$$

Où,

Db = Densité en vrac

Dt = Densité de prélèvement

La valeur de l'IC inférieure à 15 % indique un bon écoulement de la poudre et supérieure à 30 % indique une mauvaise propriété d'écoulement de la poudre.

Tableau 5.5 : Indice de Carr en % et sa signification

Indice de Carr en	Propriété des flux
10	Excellent
11-15	Bon
16-20	Foire
21-25	Passable
26-31	Pauvre
32-37	Très pauvres
>37	Très très pauvre

4.Ratio de Hausner (H)

Il s'agit du rapport entre la masse volumique prélevée et la masse volumique apparente. Il a été calculé selon la formule suivante. Les résultats du rapport de Hauser sont présentés dans le tableau.

$$H = \frac{Dt}{Db} \ldots\ldots\ldots\ldots\ldots\ldots\ldots\ldots\ldots\ldots\ldots\ldots\ldots\ldots(5)$$

Un rapport de Hauser inférieur à 1,25 indique une bonne propriété d'écoulement et un rapport supérieur à 1,25 indique une mauvaise propriété d'écoulement de la poudre.

Tableau 5.6 : Le ratio de Hausner et sa signification

Ratio de Hausner	Propriété des flux
1.00-1.11	Excellent
1.11-1.18	Bon
1.19-1.25	Foire
1.26-1.34	Passable
1.35-1.45	Pauvre

1.46-1.56	Très pauvres
>1.60	Très très pauvre

5. Angle de Repose

L'angle de repos a été déterminé en utilisant une méthode d'entonnoir fixe. L'entonnoir a été fixé à une hauteur constante (h) de 2,0 cm par rapport à la surface horizontale. Le mélange de poudre a été passé à travers l'entonnoir jusqu'à ce que la pointe de la pile conique touche le bout de l'entonnoir. Le rayon de la base de la pile conique a été mesuré comme r (cm). Les résultats de l'angle de repos sont indiqués dans le tableau. Elle a été déterminée à l'aide de la formule ;

$$\theta = \tan{-1}(h/r) \qquad (6)$$

Où,

θ - L'angle de repos

h - Hauteur de la pile en cm

r - Rayon de la pile

Tableau 5.7 : Relation entre l'angle de repos et la propriété d'écoulement

Angle de repos	Propriété des flux
25-30	Excellent
31-35	Bon
36-40	Foire
41-45	Passable
46-55	Pauvre
56-65	Très pauvres
>66	Très très pauvre

5.5.2 Paramètre de post-compression de la tablette49-50

1. Dureté

La dureté de la tablette a été déterminée à l'aide d'un duromètre Monsanto. Elle a été exprimée en Kg/cm2.

2. Variation de poids

La variation de poids a été effectuée en sélectionnant 20 comprimés au hasard dans le lot préparé et en calculant le poids moyen de 20 comprimés et le poids individuel de chaque comprimé. Les résultats de la variation de poids sont présentés dans le tableau. La variation de poids en % a été calculée à l'aide de la formule suivante.

$$\% \text{ Weight variation} = \frac{\text{Average weight} - \text{Individual weight}}{\text{Individual weight}} \times 100 \dots\dots\dots\dots\dots\dots(7)$$

3. Épaisseur et diamètre

L'épaisseur et le diamètre ont été déterminés à l'aide de pieds à coulisse numériques.

4. Friabilité

La friabilité a été déterminée à l'aide du Friabilator de Roche. Elle est exprimée en pourcentage (%). Dix comprimés ont été soigneusement pesés avec précision (Wo). Les comprimés ont été placés dans le tambour du Friabilator de Roche. Le tambour a été tourné 100 fois à une vitesse de 25 tr/min. Les comprimés ont été collectés, dépoussiérés à nouveau et pesés avec précision (W1)

$$\% \text{ Friability} = \frac{W0 - W1}{W0} \times 100 \dots\dots\dots\dots\dots\dots\dots\dots(8)$$

Où,

W0= Poids initial des comprimés

W1= poids final après friabilité

5. Détermination du contenu des médicaments

La teneur en médicaments des comprimés de base a été déterminée en pesant 10 comprimés avec précision, puis en les écrasant bien dans un mortier et un pilon propres. La poudre équivalente à 10 mg de médicament a été pesée et transférée dans un flacon jaugé de 100 ml, puis le volume a été porté à 100 ml à l'aide de méthanol. La solution obtenue a ensuite été filtrée à travers un papier filtre Whatman. À partir de cette dilution appropriée, on a utilisé le tampon de phosphate 6.8. La teneur en drogue de l'échantillon a été analysée à λ_{max} 238 nm par rapport au blanc par spectrophotomètre UV.

6. Étude sur la libération de médicaments *in vitro*

L'étude de dissolution *in vitro* a été réalisée dans un appareil de dissolution à pales (appareil de dissolution USP de type II). Chaque comprimé a été dissous dans un HCL 0,1 N et un tampon 6,8 comme milieu de dissolution. Chaque dissolution a été effectuée à une température de 37° C et à une vitesse de rotation de 50 tr/min. La dissolution a été effectuée pendant 0,5 h, 1,2,3,...12 h et 10 ml d'échantillon ont été prélevés à des intervalles prédéterminés. Chaque fois que 10 ml d'échantillon à dissoudre ont été compensés par un nouveau tampon de 10 ml. Les échantillons de dissolution ont ensuite été analysés par spectrophotométrie UV à 238 nm et l'absorbance a été notée.

Cinétique de la libération des médicaments

Pour vérifier la cinétique et le mécanisme de libération des médicaments, les données cumulées de libération ont été ajustées à des modèles représentant respectivement l'ordre zéro (Q v/s t), le premier ordre [Log(Q0-Q) v/s t], la racine carrée du temps de Higuchi (Q v/s t1/2) et le double log plot des poivrons de Korsemeyer (log Q v/s log t), où Q est le pourcentage cumulé de médicaments libérés au moment t et (Q0-Q) est le pourcentage cumulé de médicaments restant après le temps t.

7. Étude de stabilité

Les études de stabilité accélérées seront réalisées conformément aux lignes directrices de l'ICH. Les tests de stabilité sont effectués dans le but de vérifier la manière dont la qualité d'une substance ou d'un produit médicamenteux varie dans le temps sous l'influence de divers facteurs environnementaux tels que la température, l'humidité et la lumière, et de créer une durée de conservation pour le produit médicamenteux et les conditions de stockage suggérées. Une étude de stabilité accélérée à court terme a été réalisée. La formulation choisie a été conditionnée en bouteille. Qui sont bouchés hermétiquement avec du coton et capsulés. Ils ont ensuite été stockés à 40 0C / 75% HR, pendant 1 mois et ont été évalués pour leur dureté, leur friabilité, leur temps de désintégration, la libération in vitro du médicament et le contenu du médicament.

5.6 Évaluation de la gomme51-52

5.6.1. Test d'identification

Par la CCM, le rapport de solvants (30:25) de l'éther et de l'hexane.

Procédure : Préparer la plaque et ajouter la solution d'échantillon pour qu'elle puisse s'écouler, puis l'acide sulfurique est pulvérisé sur la plaque et séché à 180°C. La tache apparaît et la valeur Rf est calculée.

5.6.2. Valeur de l'acide

10 g d'échantillon + 50 ml de mélange égal d'éthanol et d'éther. De la phénolphtaléine a été ajoutée comme indicateur. Le mélange obtenu a été titré par rapport à 0,1n KoH.

5.6.3. Indice d'iode :

1gm de gomme + 20ml de chloroforme + 25ml de solution de Wij. Laissez reposer pendant 30 minutes, puis ajoutez 20 ml de KI et complétez à 100 ml. L'indicateur d'amidon a été utilisé et titré par rapport au thiosulfate de sodium.

Un blanc a également été enregistré avec la même procédure.

$$\text{Indice d'iode} = (A\text{-}B) * 1,269 / C \ldots\ldots\ldots\ldots(1)$$

Où,

A= quantité consommée de 0,1n de thiosulfate de sodium dans le blanc

B= quantité consommée de 0,1n de thiosulfate de sodium dans l'essai C= quantité de l'échantillon.

5.6.4. Étude de solubilité

L'étude de solubilité a été réalisée dans de l'eau, des solvants organiques et des solutions tampon de différentes valeurs de pH. Environ 1,0 g du matériau a été placé dans différents tubes à essai à bouchon vissé. 10 ml de solvant (eau/solvant organique/solution tampon) ont été ajoutés à chacun des tubes à essai. Tous les tubes ont ensuite été placés dans un agitateur mécanique qui a fonctionné pendant 24 heures à une vitesse de 50 tours/minute et a été maintenu à 37°C. Après 24 h, 2,0 ml de solution ont été retirés, versés dans une pétritière sèche goudronnée et le solvant a été évaporé dans une étuve maintenue à 50°C. L'augmentation du poids par rapport au solvant témoin a été utilisée pour déterminer la solubilité de la substance dans le solvant donné.

5.6.5. Point de ramollissement

Le point de ramollissement a été noté à l'aide d'un appareil de mesure du point de fusion, et mis en correspondance avec la norme.

5.6.6. Point de fusion

Le point de fusion est le point auquel la gomme pure et le solide existent à l'équilibre. En pratique, il est considéré comme un mélange d'équilibre à une pression atmosphérique externe. Un appareil de mesure du point de fusion a été utilisé dans la présente étude.

5.6.7. Indice de réfraction

Le réfractomètre d'Abbe a été utilisé pour mesurer l'indice de réfraction. L'appareil a été étalonné par rapport à de l'eau distillée, qui a un indice de réfraction de 1,3325 à ^{250C}. Une solution de gomme dammar à 5% p/v a été préparée dans du Dichlorométhane (DCM), lu sur le réfractomètre à ^{250C}.

5.6.8. Test microbien

Prétraitement de l'échantillon : Mucilage isolé, 10 g ont été dissous dans une solution tamponnée de peptone NaCl (pH 7). Le volume a ensuite été ajusté à 100 ml avec le même milieu.

Méthode de comptage des plaques

1. Pour les bactéries :

Préparation de l'échantillon prétraité, 1 ml a été ajouté à 15 ml de gélose de digestion de caséine et de soja liquéfiée à 45 ^{0} C. Ce mélange a ensuite été transféré dans une boîte de Petri et a permis sa solidification. Deux de ces boîtes de pétri ont été préparées en utilisant la même dilution et incubées à 30 $^{0 C}$ à 35 ^{0} C pendant 5 jours. À la fin de cette période, le nombre de colonies a été compté.

2. Pour les champignons :

On a procédé comme décrit dans le test de détection des bactéries, mais on a utilisé de la gélose Sabourauds dextrose avec du Chloramphénicol (5 mg/100 ml) à la place de la gélose Casein Soyabean Digest et les plaques ont été incubées à 20-25 ^{0} C pendant 5 jours. À la fin de cette période, le nombre de colonies a été compté.

Coliforme : Une solution saline pasteurisée est ajoutée à 25 g de gomme Dammar (volume total = 250 ml).

La salmonelle : Une solution saline pasteurisée est ajoutée à 25 g de gomme Dammar (volume total = 250 ml).

CHAPITRE - 6

RÉSULTAT ET DISCUSSION

6. RÉSULTAT ET DISCUSSION

6.1 Identification du glipizide :

6.1.1 Point de fusion : Le point de fusion est le point auquel la drogue pure et le solide existent à l'équilibre. En pratique, il est considéré comme un mélange d'équilibre à une pression atmosphérique externe. Un appareil de mesure du point de fusion a été utilisé dans la présente étude.

Tableau 6.1 : Comparaison des points de fusion du glipizide signalés et observés

Point de fusion réel	200-2030C
Point de fusion observé	2030C

Résultat : Le point de fusion du glipizide a été fixé à 2030C

Discussion : Le point de fusion se situe dans la limite spécifiée, on peut donc conclure que l'échantillon de drogue est identique à l'étalon.

6.1.2 Étude FT-IR : Les spectres FTIR du glipizide pur avec les pics principaux sont d'environ 3319,49cm-1 indiquant la présence du groupe -NH. L'absorption due au groupe -C=O est de l'ordre de 1740-1680cm-1. d'autres bandes sont situées à 2941cm-1pourraient être associées aux vibrations C-H du plan des interactions des anneaux de benzène. Pic 2856.58cm-1 du groupe CH3 aromatique. Le pic 1292,31cm-1 indique les spectres infrarouges S=O2 du glipizide, les chiffres n'ont révélé aucune modification considérable des pics FTIR par rapport au médicament pur, indiquant ainsi l'absence de toute interaction au niveau du mélange physique.

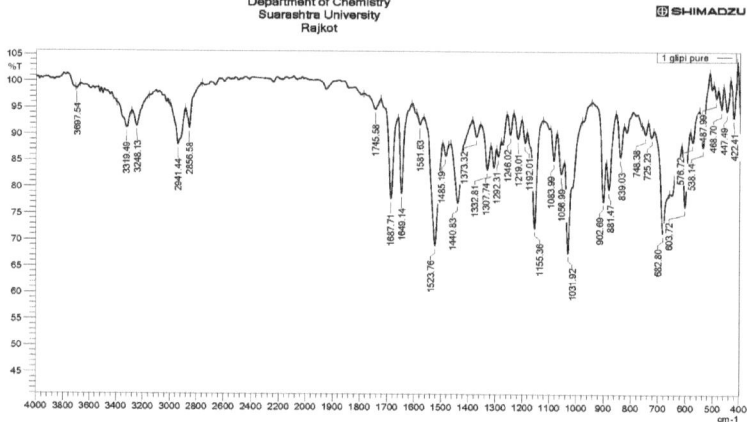

Fig. 6.1 : Spectres FT-IR de la drogue pure

Tableau 6.2 : Comparaison de la fréquence FTIR rapportée et observée du glipizide

Sr.No.	Longueur d'onde cm-1 (référence)	Observé cm-1	Groupe fonctionnel
1	2850-3000	2856.58	-Étirement du CH3
2	3000-2800	2941	-CH stretching(Aliphatique)
3	3300-2500	3319.49	-L'étirement du NH
4	1331-1158	1292.31	S=O2
5	1680-1740	1687.71	C=O

6.1.3 Courbe de calibrage du glipizide :

Détermination de λmax : Une solution mère de 100μ g/ml a été scannée entre 200 et 400 nm. Elle a été trouvée à 274 nm.

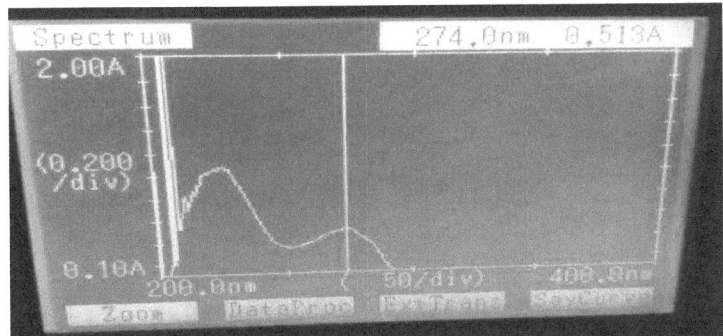

Fig. 6.2 : Courbe de calibrage du glipizide dans un HCL 0,1 N

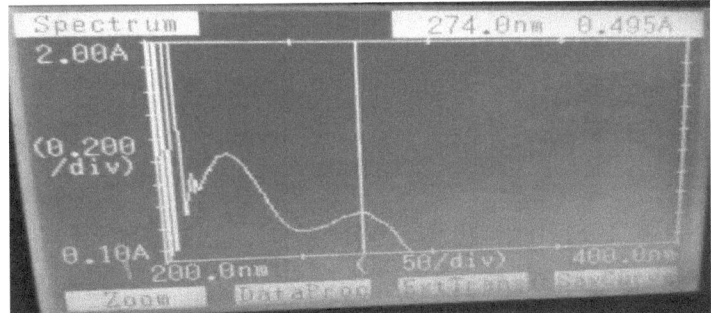

Fig. 6.3 : Courbe de calibrage du glipizide dans un tampon de pH 6,8

Discussion : Le λmax du glipizide a été trouvé à 274nm pour 0,1 N HCL de même pour 6,8 pH du tampon λmax de glipizide a été trouvé à 274 nm.

Tableau 6.3 : courbe d'étalonnage du glipizide dans les HCL 0,1 N

Sr.	Concentration (µg/ml)	Absorbance				SD	Moyenne ± SD
		I	II	III	Moyenne		
1	10	0.15	0.156	0.156	0.15	0.001	0.15+0.001
2	20	0.25	0.26	0.25	0.25	0.002	0.25+0.002
3	30	0.37	0.38	0.38	0.38	0.005	0.38+0.005
4	40	0.50	0.50	0.50	0.5	0.005	0.5+0.005
5	50	0.65	0.65	0.64	0.65	0.002	0.65+0.002
6	60	0.791	0.788	0.791	0.79	0.003	0.79+0.003
7	70	0.88	0.89	0.89	0.89	0.004	0.89+0.004
8	80	1.00	1.01	1.00	1.00	0.008	1.00+0.008
9	90	1.11	1.109	1.11	1.11	0.005	1.11+0.005
10	100	1.250	1.251	1.252	1.25	0.003	1.25+0.003

Note : Les valeurs sont la moyenne de 3 observations (N=3), et les valeurs entre parenthèses sont l'écart-type (±**SD)**

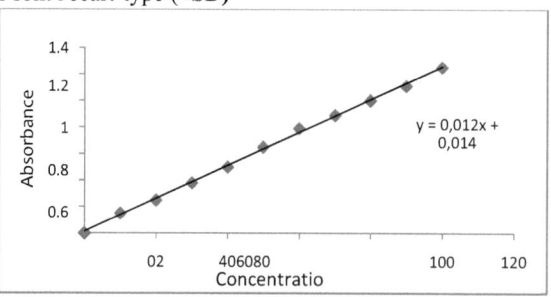

Fig. 6.4 : courbe d'étalonnage du glipizide dans un HCL de 0,1 N

Tableau 6.4 : Analyse de régression pour la courbe d'étalonnage du glipizide dans les HCL 0,1N

Paramètre de régression	Valeur
Coefficient de corrélation	0.998
Pente	0.012
Intercepter	0.014

Tableau 6.5 : Courbe de calibrage du glipizide dans le tampon 6,8pH

Sr.	Concentration (µg/ml)	Absorbance				S.D	Moyenne±SD
		I	II	III	Moyenne		
1	10	0.167	0.163	0.168	1.66	0.002	0.166 ±0.002
2	20	0.259	0.254	0.264	0.259	0.005	0.259±0.005
3	30	0.373	0.379	0.373	0.375	0.003	0.375±0.003
4	40	0.474	0.469	0.464	0.469	0.005	0.469±0.005
5	50	0.638	0.635	0.632	0.635	0.003	0.365±0.003
6	60	0.745	0.742	0.748	0.745	0.003	0.745±0.003
7	70	0.825	0.824	0.829	0.826	0.002	0.826±0.002
8	80	0.944	0.943	0.948	0.945	0.002	0.945±0.002
9	90	1.069	1.072	1.072	1.071	0.001	1.071±0.001
10	100	1.248	1.251	1.257	1.252	0.004	1.252±0.004

Note : Les valeurs sont la moyenne de 3 observations (N=3), et les valeurs entre parenthèses sont l'écart-type (±SD)

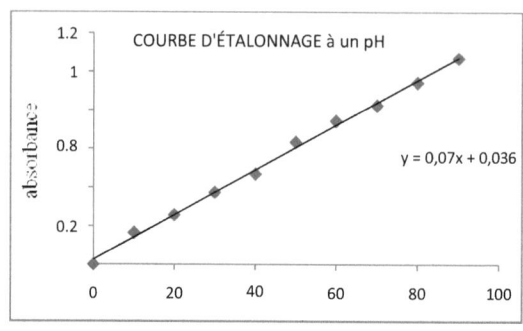

Fig 6.5 : Courbe de calibrage du glipizide dans le tampon 6.8

Tableau 6.6 : Analyse de régression pour la courbe d'étalonnage du glipizide dans les tampons 6.8

Paramètre de régression		Valeur
Coefficient de corrélation		0.998
Pente		0.07
Intercepter		0.036

6.2 ÉTUDE DE COMPATIBILITÉ ENTRE LE MÉDICAMENT ET L'EXCIPIENT

6.2.1 FTIR

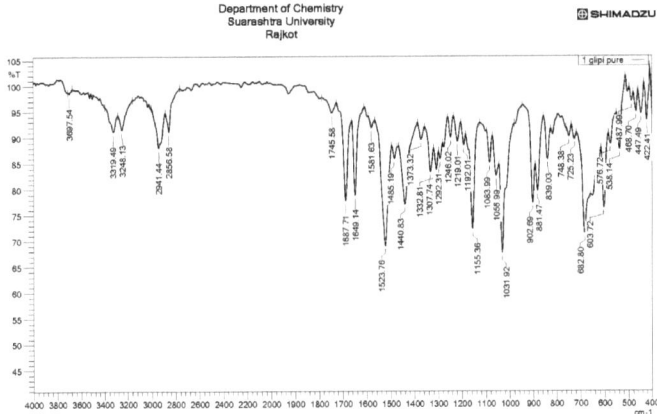

Fig 6.6 : Spectres FT-IR de la drogue pure

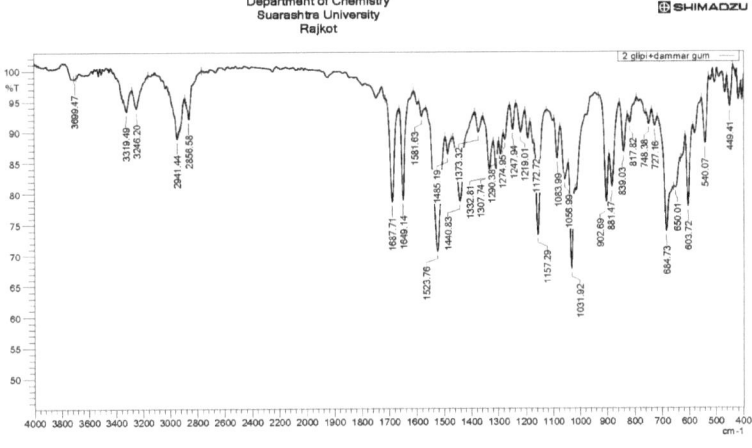

Fig 6.7 : Spectres FT-IR de la drogue + gomme naturelle (gomme de Dammar)

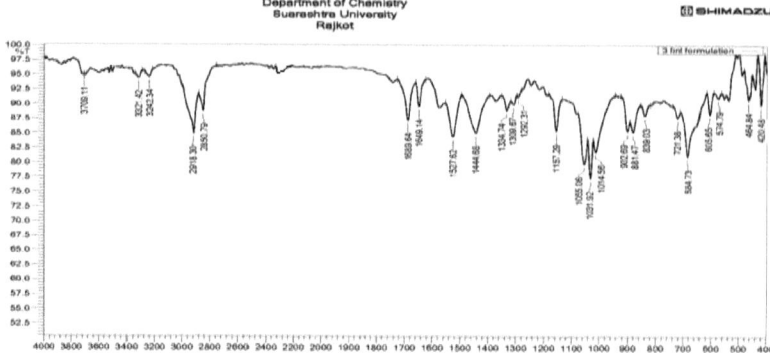

Fig 6.8 : Spectres FT-IR de la formulation finale (DCP)

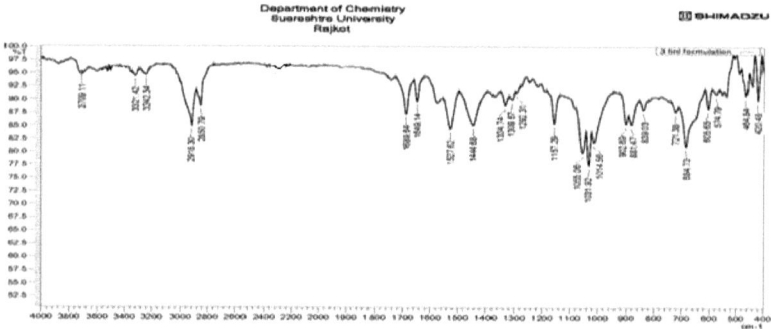

Fig 6.9 : Spectres FT-IR de la formulation finale (amidon)

Tableau 6.7 : Comparaison de la fréquence FTIR rapportée et observée du glipizide

Sr.No.	Longueur d'onde cm-1 (référence)	Observé cm-1	Groupe fonctionnel
1	2850-3000	2856.58	-Étirement du CH3
2	3000-2800	2941	-CH stretching(Aliphatique)
3	3300-2500	3319.49	-L'étirement du NH
4	1331-1158	1292.31	S=O2
5	1680-1740	1687.71	C=O

Tableau 6.8 : Comparaison de toutes les fréquences FTIR observées pour le glipizide, la gomme et la formulation finale

Sr. No n.	Drogue	Drogue+Gomme	Formulation finale (DCP)	Formulation finale (Amidon)	Fonction groupe
1	2856.58	2856.58	2850.79	2853.84	-Étirement du CH3
2	2941	2941.44	2918.30	2920.20	-CH stretching (Aliphatique)
3	3319.49	3319.49	3321.42	3325.36	-L'étirement du NH
4	1292.31	1290.38	1292.31	1292.00	S=O2
5	1687.71	1687.71	1669.64	1669.62	C=O

Résultat : à partir des graphiques ci-dessus, tous les pics nécessaires sont observés et ne montrent aucun type d'interaction.

Discussion : Tous les pics du médicament, de la gomme et de la formulation finale sont compatibles.

6.2.2 LA CALORIMÉTRIE DIFFÉRENTIELLE À BALAYAGE

Sommet 208.^{700C}

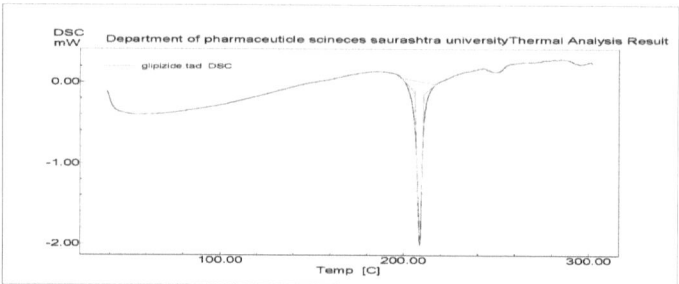

Fig 6.10 : DSC d'une drogue pure

Sommet 200.880C

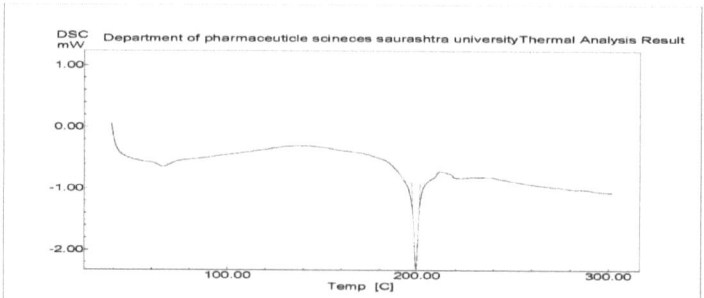

Fig 6.11 : DSC de la drogue + gomme dammar

Sommet ^{2000C}

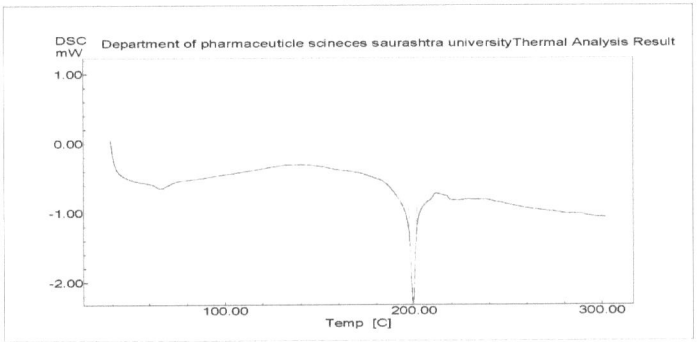

Fig 6.12 : DSC de la formulation finale (DCP)

Sommet 204.880C

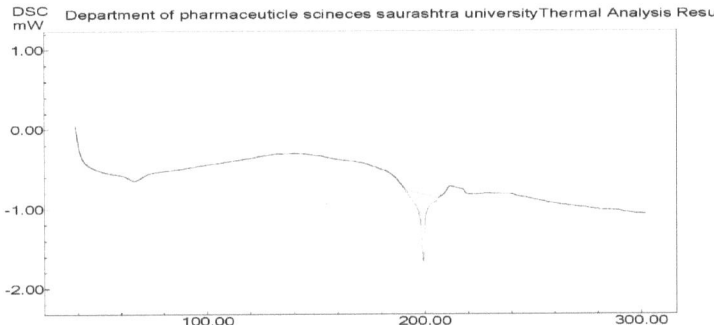

Fig 6.13 : DSC de la formulation finale (amidon)

Résultat : Le pic endothermique du glipizide est à 208.^{700C} du médicament pur, tandis que le pic du médicament et de la gomme est à 200.880C, le pic de la formulation finale du DCP et de l'amidon sont respectivement le pic $^{2000C \text{ et le pic}}$ 204.880C.

Discussion : Le pic endothermique indiqué dans le médicament pur et dans la formulation finale est corrélé entre eux et dans la formulation finale, un autre pic endothermique est indiqué pour l'excipient.

6.3 LES PARAMÈTRES DE PRÉCOMPRESSION

Paramètre de pré-compression du comprimé de glipizide

Tableau 6.9 : Paramètres de précompression des lots F1-F7 et D1-D7

Lot	% de gomme	Densité en vrac	Densité exploitée	L'index de Carr	Hausner's ratio	Angle de repos
F1	23%	1.146	1.12	4.53	1.047	$27.^{750}$
D1		1.168	1.45	4.00	1.042	$26.^{520}$
F2	28%	1.09	1.13	2.70	1.02	28.810
D2		1.08	1.19	2.8	1.1	^{280}
F3	34%	1.146	1.28	9.12	1.10	$29.^{250}$
D3		1.5	1.3	8.5	1.2	^{300}
F4	40%	1.036	1.09	4.14	1.04	29.740
D4		1.2	1.2	5.0	1.1	29.00
F5	46%	1.11	1.14	4.40	1.046	^{300}
D5		1.02	1.2	4.3	1.05	^{310}
F6	52%	1.06	1.153	8.58	1.091	$30.^{460}$
D6		1.00	1.11	7.25	1.2	^{310}
F7	58%	1.26	1.190	4.57	1.047	^{320}
D7		1.25	1.2	5.00	1.1	$32.^{50}$

Discussion : À mesure que la concentration augmente, la propriété d'écoulement diminue et l'angle de repos augmente. L'ensemble du lot, à l'exception de F6 et F7, a une excellente propriété d'écoulement.

Tableau 6.10 : Paramètres de précompression des lots S1-S7 et SD1-SD7

Lot	% de gomme	Densité en vrac	Densité exploitée	L'index de Carr	Hausner's ratio	Angle de repos
S1	23%	1.12	1.15	4.2	1.047	26.560
SD1		1.1	1.3	4.3	1.1	270
S2	28%	1.03	1.1	5.1	1.2	27.500
SD2		1.00	1.12	5.3	1.09	270
S3	34%	1.15	1.15	5.55	1.1	280
SD3		1.2	1.22	5.2	1.1	28.520
S4	40%	1.17	1.19	5.23	1.23	29.120
SD4		1.15	1.16	5.3	1.04	300
S5	46%	1.14	1.15	5.56	1.06	31.520
SD5		1.13	1.15	5.6	1.1	320
S6	52%	1.14	1.17	5.7	1.1	32.870
SD6		1.15	1.18	5.8	1.2	330
S7	58%	1.14	1.16	6	1.1	33.560
SD7		1.14	1.15	5.36	1.3	350

Discussion : À mesure que la concentration augmente, la propriété d'écoulement diminue et l'angle de repos augmente.

6.4 ÉVALUATION DE LA GOMME DAMMAR :

6.4.1. Test d'identification :

Valeur Rf : distance parcourue par l'échantillon/ distance totale parcourue par le solvant

13/ 15 = 0,86

Résultat : La valeur Rf s'est avérée être de 0,86 de l'échantillon

Discussion : La valeur Rf trouvée se situe dans la fourchette.

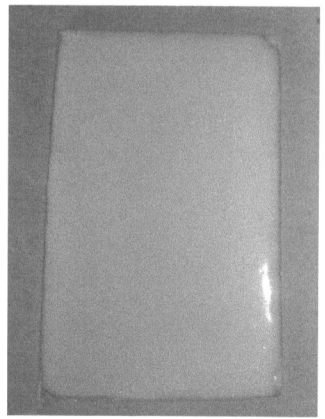 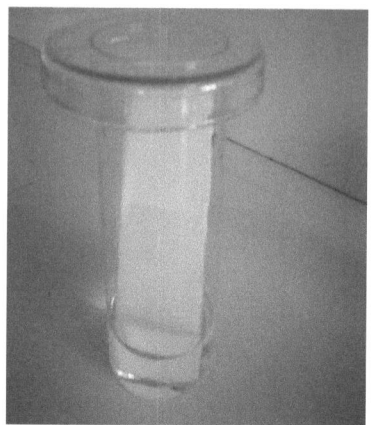

Fig 6.14 : Préparation de la plaque CCM Fig 6.15 : Développement de la plaque

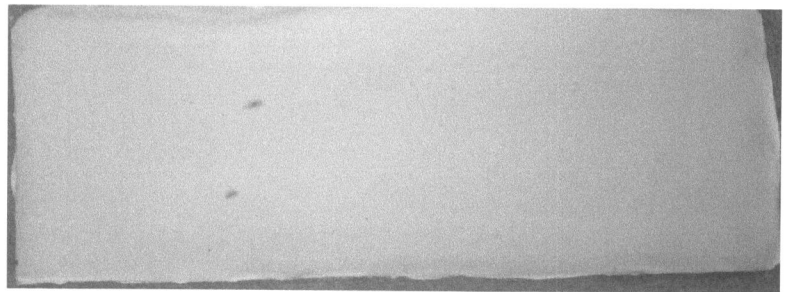

Fig 6.16 : Détection de la tache

6.4.2. Valeur de l'acide

5,6 n /W

Où, n= nombre d'échantillons et W= poids de l'échantillon 5,6 * 38/10 = 21,392

Résultat : l'indice d'acidité de l'échantillon s'est avéré être de 21,39

Discussion : L'indice d'acidité s'est avéré être dans la limite standard de 20-40, donc l'indice d'acidité est dans la limite.

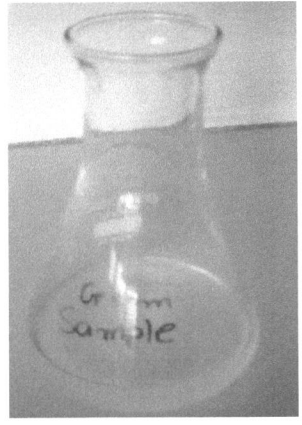 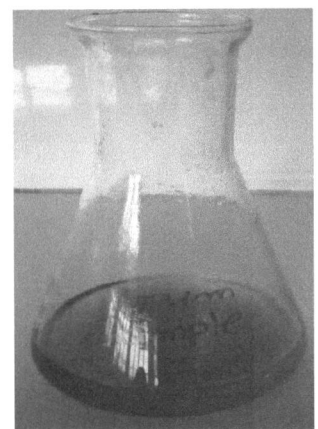

Fig 6.17 : Échantillon de gomme avant titrage **Fig 6.18 : Échantillon de gomme après titrage**

6.4.3. Indice d'iode

Indice d'iode = (A-B) *1,269/C

Où, A= quantité consommée de thiosulfate de sodium 0,1N blanc

B= quantité consommée de thiosulfate de sodium 0,1 N test

C= quantité de l'échantillon

(36.6-23.2) * 1.269/1 =17

Résultat : L'indice d'iode s'est avéré être de 17.

Discussion : L'indice d'iode s'est avéré être dans la limite standard de 10-40, donc l'indice d'iode est dans la limite.

6.4.4. Étude de solubilité

Tableau 6.11 : Solubilité de la gomme dammar dans différents solvants

Solvant	Solubilité mg/ml
Chloroforme	871.62±41.40
Tétrachlorure de carbone	865.62±15.42
Éthanol	452±12.17
Eau distillée	1.58±0.26

Tampon de phosphate	32.22±0.67

Note : Les valeurs sont la moyenne de 3 observations (N=3), et les valeurs entre parenthèses sont l'écart-type (±SD)

Résultat : La gomme dammar présente la plus grande solubilité dans le chloroforme.

Discussion : La gomme est la plus soluble dans le chloroforme et la moins soluble dans l'eau distillée.

6.4.5 Point de fusion

Tableau 6.12 : Pour la détermination du point de fusion

Paramètre	Réel	Observé
Point de fusion	90-95°C	94°C

Résultat : Le point de fusion de la gomme dammar s'est avéré être de 94°C.

Discussion : Le point de fusion a été déterminé et se situe dans la fourchette de la valeur standard. Il est donc conclu que l'échantillon a une propriété physique intime comme valeur standard de la gomme dammar.

6.4.6 Point de ramollissement

Tableau 6.13 : Pour la détermination du point de fusion

Paramètre	Réel	Observé
Point de ramollissement	86-90°C	90°C

Résultat : Le point de ramollissement de la gomme dammar s'est avéré être de 90°C.

Discussion : Le point de ramollissement déterminé se situe dans la fourchette de la valeur standard ; il est donc conclu que l'échantillon a une propriété physique intime comme valeur standard de la gomme dammar.

6.4.7 Indice de réfraction

Tableau 6.14 : Pour la détermination du point de fusion

Paramètre	Réel	Observé
Indice de réfraction	1.45	1.38

Résultat : L'indice de réfraction de la gomme dammar s'est avéré être de 1,38.

Discussion : L'indice de réfraction déterminé se situe dans la fourchette de la valeur standard ; il est donc conclu que l'échantillon a une propriété physique intime comme valeur standard de la gomme dammar.

6.4.8 Test microbien

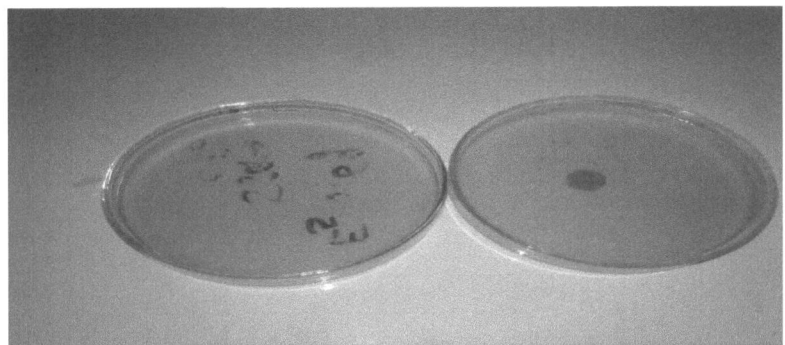

Fig. 6.19 : Test microbien de la gomme dammar

Résultat : Il a été trouvé négatif

Discussion : Comme leur où aucune croissance n'a été observée, le résultat est négatif.

6.5 PARAMÈTRE D'ÉVALUATION DE LA TABLETTE

6.5.1 Dureté, friabilité, épaisseur et teneur en médicaments

Tableau 6.15 : Dureté, épaisseur, friabilité et teneur en médicaments des lots F1-F7 et D1-D7

Lot	Dureté (kg/cm2)	%Friabilité	Teneur en médicaments (%)	Épaisseur (cm)
F1	3.26	0.466	95.63	0.32
D1	3.25	0.456	95.00	0.33
F2	3.26	0.466	96.27	0.33
D2	3.24	0.456	96.3	0.34
F3	3.38	0.466	96.42	0.34
D3	3.36	0.46	96.40	0.33

F4	3.44	0.535	96.73	0.34
D4	3.2	0.55	96.00	0.34
F5	3.5	0.666	96.75	0.33
D5	3.4	0.566	97	0.34
F6	3.56	1.066	97.15	0.33
D6	3.34	0.89	97.23	0.33
F7	3.56	0.737	96.87	0.32
D7	3.2	0.733	96.25	0.33

Tableau 6.16 : Dureté, épaisseur, friabilité et teneur en médicaments des lots S1-S7 et SD1-SD7

Lot	Dureté(kg/cm2)	%Friabilité	Teneur en médicaments (%)	Épaisseur (cm)
S1	3.25	0.466	95.63	0.32
SD1	3.36	0.456	94	0.33
S2	3.37	0.466	96.56.	0.32
SD2	34	0.466	96.75	0.34
S3	3.44	0.524	97.00	0.33
SD3	3.5	0.526	97.15	0.33
S4	3.56	0.538	96.53	0.32
SD4	3.34	0.66	97.25	0.33
S5	3.5	0.65	96.32	0.32
SD5	3.55	0.66	97.00	0.33
S6	3.56	0.66	95.56	0.34
SD6	3.53	0.7	95.00	0.33
S7	3.56	0.67	96.87	0.33
SD7	3.55	0.89	97.00	0.34

Résultat : Pour le comprimé de glipizide à libération prolongée, les paramètres de compression du comprimé sont testés et comprennent la dureté, la friabilité, la teneur en médicament et l'épaisseur. La dureté est comprise entre 3,26 et 3,56 kg/cm2, la friabilité entre 0,466 et 0,89 %, la teneur en médicament entre 94 et 97 % et l'épaisseur est comprise dans la fourchette.

Tous les paramètres ci-dessus - dureté, friabilité, teneur en médicament et épaisseur - sont dans la limite standard ; seule la friabilité du lot f7 échoue car elle est hors limite.

Discussion : Le paramètre de post-compression d'un lot entier passe la dureté, l'épaisseur, la teneur en médicament et sous la gamme standard.

6.5.2 Test de variation de poids

Tableau 6.17 : Test de variation de poids pour les lots F1-F7 et D1-D7

Lot	Poids moyen (mg)	Lot	Poids moyen (mg)
F1	129.9	D1	130
F2	130	D2	130
F3	128	D3	129
F4	129	D4	128
F5	129	D5	129
F6	130	D6	128
F7	130	D7	130

Tableau 6.18 : Test de variation de poids pour les lots D1-D7 et SD1-SD7

Lot	Poids moyen (mg)	Lot	Poids moyen (mg)
S1	130	SD1	130
S2	128	SD2	129
S3	129	SD3	130
S4	130	SD4	128
S5	129	SD5	128
S6	130	SD6	129
S7	130	SD7	130

Discussion : L'ensemble des lots passe le test de variation de poids car il suit la limite standard de 7,5%.

6.5.3 Libération de médicaments *in vitro*

Profil de libération de divers lots ayant une concentration variable de gomme dammar à température constante (37°C) et à une vitesse de 50 tr/min. L'appareil de dissolution II a été utilisé avec un liquide de dissolution et un tampon de pH 6,8.

Le tableau 6.18 présente les données de dissolution de l'ensemble du lot ayant une libération de médicament jusqu'à 12 heures.

Tableau 6.19 : Pour la comparaison du profil de libération des médicaments des lots F1-F7

Heure	% CDR						
(h)	F1	F2	F3	F4	F5	F6	F7
0.5	0.162	0.037	0.11	0.07	0.037	0.037	0.078
1	0.166	0.127	0.168	0.351	0.17	0.129	0.170
2	0.266	0.465	0.512	0.608	0.562	0.515	0.62
3	25.22	26.92	25.29	29.02	25.86	19.65	19.35
4	32.42	31.50	32.25	31.90	31.75	24.80	21.30
5	38.64	36.89	36.99	34.60	34.42	28.14	26.55
6	43.82	44.02	43.63	38.51	37.28	32.20	31.70
7	48.90	51.51	49.05	45.60	47.44	41.65	40.25
8	52.15	54.04	54.79	56.08	54.97	50.69	46.37
9	60.43	60.59	62.04	67.66	61.43	56.25	53.89
10	72.20	68.83	76.80	74.73	74.93	65.15	67.46
11	84.82	81.11	82.44	81.25	75.46	74.92	71.97
12	92.12	95.69	92.20	92.18	92.37	87.82	83.97

Note : les lots F1-F7 ont été préparés par la méthode de granulation humide par l'IPA en utilisant de l'amidon

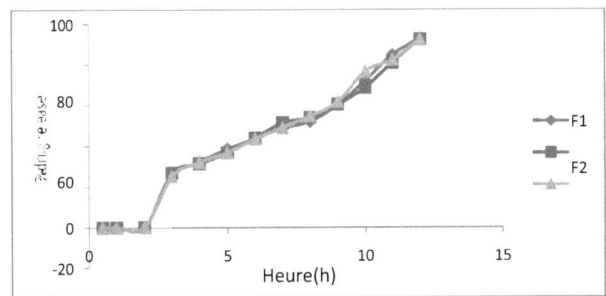

Fig.6.20 : Comparaison du profil de libération des lots F1-F3

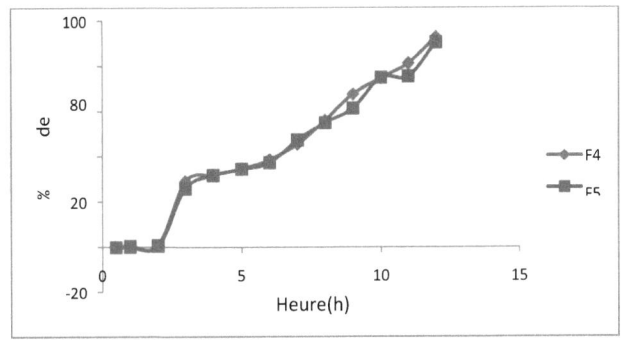

Fig. 6.21 : Comparaison du profil de libération des lots F4-F5

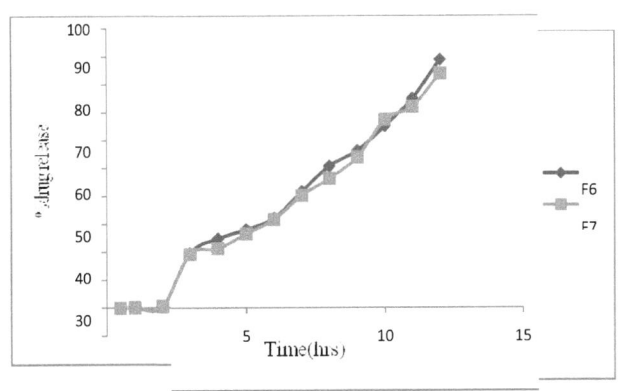

Fig. 6.22 : Comparaison du profil de libération des lots F6-F7

Tableau 6.20 : Cinétique de libération du comprimé de glipizide pour le lot F1-F7

Lot	Ordre zéro		Première commande		Higuhi		Korsmeyer		La corneille de Hixon	
	K	R2	K	R2	K	R2	R2	n	Khc	R2
F1	9.25	0.801	-0.13	0.883	0.24	0.956	0.941	0.13	-0.271	0.922
F2	8.73	0.821	-0.095	0.971	0.26	0.955	0.942	0.12	-0.235	0.924
F3	8.18	0.849	-0.077	0.976	0.28	0.948	0.945	0.40	-0.204	0.928
F4	8.02	0.884	-0.076	0.975	0.27	0.948	0.984	0.41	-0.203	0.940
F5	7.70	0.960	-0.046	0.991	0.28	0.945	0.961	0.46	-0.150	0.966
F6	7.78	0.863	-0.061	0.985	0.29	0.935	0.900	0.25	-0.181	0.921
F7	7.38	0.861	-0.057	0.986	0.30	0.932	0.991	0.26	-0.164	0.932

A partir du profil de dissolution de tous les lots d'essai, nous avons obtenu une libération de médicament de 83,97 à 95,69% selon la concentration de la gomme. Le lot F1 a la plus faible concentration de gomme dammar, soit 23% de sa formulation totale ; la concentration augmentera progressivement jusqu'à 58% dans le lot F7.

Le profil de libération est comparé, et à partir du profil de dissolution, nous pouvons dire qu'à mesure que la concentration de la gomme dammar augmente, la libération de la drogue diminue et elle montrera son action pendant une durée prolongée.

Le lot F1 a une concentration de 23% de gomme dammar et sa libération de médicament est de 92,12%. Pour le lot F2, la concentration en gomme dammar est de 28 % et la libération de médicament est de 95,69 %.

Le lot F3 a une concentration de 34% de gomme dammar et sa libération de médicament est de 92,20%. Le lot F4 a une concentration de 40 % de gomme dammar et sa libération de médicament est de 92,18 %. Le lot F5 a une concentration de 46% de gomme dammar et sa libération de médicament est de 92,37%.

Alors que le lot F6 a une concentration de 45% de gomme dammar et que sa libération de médicament est de 87,82%, et le lot F7 a une concentration de 50% de gomme dammar et que sa libération de médicament est de 83,97%.

Résultat : Tous les lots montrent une libération prolongée de la drogue jusqu'à 12 heures. Le F1... F7 montre une libération jusqu'à 91,12, 95,69, 92,20, 92,18, 91,37, 87,82, 83,97% respectivement. Pour connaître le mécanisme de libération du glipizide en comprimé à libération prolongée. Les données des études de libération in vitro ont été ajustées à divers modèles cinétiques comme l'ordre zéro, le premier ordre, Higuchi's, Korsmeyer-Peppas et Hixson-Crowell. L'équation du taux d'ordre zéro décrit le système où le taux de libération est indépendant de la concentration des espèces dissoutes. L'équation du premier ordre décrit le rejet des systèmes où le taux de dissolution dépend de la concentration des espèces dissoutes.

Les lois de taux prévues par les différents mécanismes de dissolution, seuls ou en combinaison, ont été discutées par Higuchi. L'équation de Korsmeyer-peppas est utilisée pour examiner la libération des formes de dosage pharmaceutiques polymériques, lorsque le mécanisme de libération n'est pas bien connu ou lorsque plusieurs types de phénomènes de libération pourraient être impliqués.

Les constantes de taux ont également été prévues à partir de la pente de la parcelle de modèles particuliers. Les données de dissolution de toutes les formulations, lorsqu'elles sont ajustées conformément à l'équation d'ordre zéro et à la valeur "R", ont été obtenues à partir de l'équation d'ordre zéro (0,801 à 0,960), de l'équation d'ordre un (0,883 à 0,991), de l'équation de Hixen Crowell (0,920 à 0,966) et de l'équation de Korsmeyer - Peppas (0,940 à 0,991) pour toutes les formulations, ce qui indique que la diffusion est le principal mécanisme de libération du médicament.

Le modèle de Peppas est utilisé pour confirmer si le mécanisme de libération est la diffusion fickienne ou la diffusion non fickienne ; la valeur "n" pourrait être utilisée pour distinguer les différents mécanismes de libération. Pour déterminer le mécanisme exact, les données de dissolution de toutes les formulations ont été ajustées dans l'équation de Korsmeyer-Poppas. Toutes les formulations ont montré une bonne linéarité. Ainsi, le modèle le mieux ajusté qui montre une bonne libération de médicament est le modèle de Korsmeyer-Peppas et de premier ordre et il suit la libération de médicament par diffusion fictive.

Discussion : Parmi les lots ci-dessus, le lot le mieux adapté est le lot F2 ; en ce qui concerne leur profil de libération de médicament.

Tableau 6.21 : Interprétation du mécanisme de diffusion

'n'	Mécanisme
0.48	Libération de Fickian
0.48<n<1	Libération non fictive
n>1	Rapport sur le cas II

Tableau 6.22 : Pour la comparaison du profil de libération des médicaments du lot D1-D7

Heure (h)	% CDR						
	D1	D2	D3	D4	D5	D6	D7
0.5	1.8	1.01	1	0.09	1.15	0.15	0.037
1	2.7	2.2	2.3	2.1	2.7	1.1	0.129
2	6.94	5.23	5.68	5	6.94	2.66	0.475
3	8.22	7.5	7.8	28.02	9.51	26.22	26.97
4	27.51	25.36	26.93	30.9	31.37	33.42	32.5
5	33.94	32.36	31.25	35.6	35.22	39.62	37.89
6	40.37	41	41.36	39.51	37.8	45.82	43.02
7	49.37	46.35	45.36	46.6	46.8	49.9	50.51
8	60.94	60.58	58.62	56.08	59.65	55.15	56.04
9	72.51	70.87	70.36	66.66	76.37	61.43	60.69
10	78.94	75	72.36	75.73	89.22	70.2	67.83
11	87.94	85.7	86.36	81.23	95.65	83.82	80.11
12	91.8	87.69	88.96	92.18	98.22	92.92	92.42

Note : les lots D1 -D7 ont été préparés par la méthode de compression directe en utilisant le DCP.

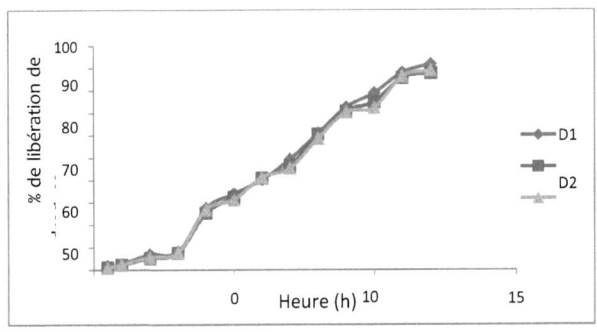

Fig. 6.23 : Comparaison du profil de libération du lot D1-D3

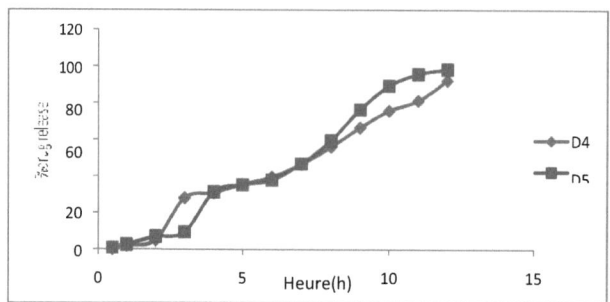

Fig. 6.24 : Comparaison du profil de libération du lot D4-D5

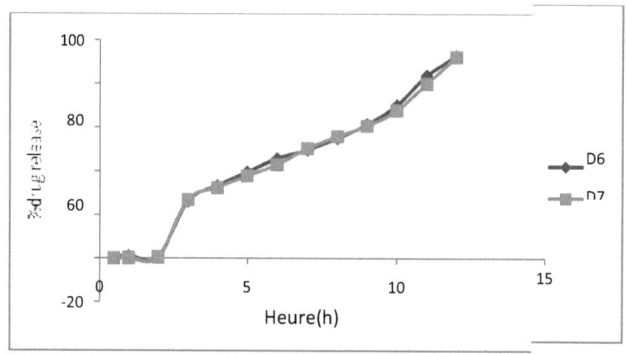

Fig. 6.25 : Comparaison du profil de libération du lot D6-D7

Tableau 6.23 : Cinétique de libération du comprimé de glipizide pour le lot D1-D7

Lot	Zéro commander		Première commande		Higuchi		Korsmeyer		La corneille de Hixon	
	K	R2	K	R2	K	R2	R2	n	Khc	R2
D1	8.25	0.800	-0.12	0.892	0.24	0.947	0.940	0.12	-0.260	0.923
D2	8.73	0.830	-0.095	0.980	0.25	0.964	0.942	0.11	-0.224	0.924
D3	8.18	0.854	-0.078	0.974	0.27	0.959	0.946	0.39	-0.215	0.926
D4	8.02	0.885	-0.075	0.975	0.26	0.959	0.973	0.40	-0.214	0.938
D5	7.50	0.960	-0.046	0.997	0.27	0.949	0.961	0.45	-0.141	0.958
D6	7.75	0.865	-0.061	0.982	0.28	0.930	0.899	0.23	-0.181	0.918
D7	7.39	0.868	-0.057	0.985	0.30	0.941	0.990	0.24	-0.162	0.928

A partir du profil de dissolution de tous les lots, nous avons obtenu une libération de médicaments de 87,69% - 98,22% respectivement à la concentration en gomme. Le lot D1 a la plus faible concentration de gomme dammar, soit 23% de sa formulation totale ; la concentration augmentera progressivement jusqu'à 58% dans le lot D7.

Le profil de libération est comparé, et à partir du profil de dissolution, nous pouvons dire qu'à mesure que la concentration de la gomme dammar augmente, la libération de la drogue diminue et elle montrera son action pendant une durée prolongée.

Le lot D1 a une concentration de 23% de gomme dammar et sa libération de médicament est de 91,18%. Pour le lot D2, la concentration en gomme dammar est de 28% et la libération du médicament est de 87,69%.

Le lot D3 a une concentration de 34% de gomme dammar et sa libération de médicament est de 88,96%. Le lot D4 a une concentration de 40 % de gomme dammar et sa libération de médicament est de 92,18 %. Le lot D5 a une concentration de 46% de gomme dammar et sa libération de médicament est de 98,22%.

Alors que le lot D6 a une concentration de 45% de gomme dammar et que sa libération de médicament est de 92,92%, et le lot D7 a une concentration de 50% de gomme dammar et que sa libération de médicament est de 92,42%.

Résultat : Tous les lots montrent une libération prolongée de la drogue jusqu'à 12 heures. Le D1... D7 montre une libération allant jusqu'à 91,18, 87,69, 88,96, 92,18, 98,22, 92,92 et 92,42% respectivement.Pour connaître la cinétique du comprimé de glipizide à libération prolongée, différents modèles cinétiques comme l'ordre zéro, le premier ordre, Higuchi's, Korsemeyer-Peppas et Hixon-crowell.

Les données sur la dissolution de toutes les formulations, lorsqu'elles sont ajustées selon l'équation d'ordre zéro et la valeur "R", ont été obtenues à partir de l'équation d'ordre zéro (0,800 à 0,960), de l'équation d'ordre un (0,892 à 0,997), de l'équation de Hixen Crowell (0,918 à 0,958) et de l'équation de Korsmeyer - Peppas (0,899 à 0,990) pour toutes les formulations, ce qui indique que la diffusion est le mécanisme prédominant de libération du médicament.

Le modèle de Peppas est largement utilisé pour confirmer si le mécanisme de libération est la diffusion fickienne, la valeur de diffusion "n" non fickienne pourrait être utilisée pour caractériser les différents mécanismes de libération. Pour découvrir le mécanisme exact, les données de dissolution de toutes les formulations ont été ajustées dans l'équation de Korsemeyer-Peppas. Toutes les formulations ont montré une bonne linéarité. Ainsi, le modèle le mieux ajusté qui montre une bonne libération de médicament est le modèle de Korsmeyer-Peppas et de premier ordre et il suit la libération de médicament par diffusion fictive.

Discussion : Parmi les lots ci-dessus, le lot le mieux adapté est le lot D5.

Tableau 6.24 : Pour la comparaison du profil de libération des médicaments des lots S1-S7

Heure	% CDR						
(h)	S1	S2	S3	S4	S5	S6	S7
0.5	0.096	1.15	1.02	0.098	1.1	0.095	1
1	1.25	2.82	2.25	1.3	1.5	2.2	2.1
2	5.58	6.94	6	4.5	5.6	6.5	4.5
3	8.2	10.8	11.23	10.25	11.5	11.2	10.25
4	25.36	27.51	26.89	25.36	26.8	26.2	25.58
5	32.84	33.94	35.00	32.74	32.014	34.5	31.2
6	40.25	46.8	45.00	43.25	46.8	42.25	40.25
7	50.00	53.22	50.36	52.25	62.28	61.25	62.25
8	55.85	59.67	58.36	55.26	66.08	65.2	66.25
9	68.58	72.51	71.25	70.25	75.08	78.89	74.85
10	81.24	85.37	82.58	86.58	87.94	85.25	81.27
11	85.23	90.51	89.85	91.25	91.8	90.25	89.25
12	90.98	95.65	92.85	94.25	94.37	92.25	90.44

Note : les lots S1-S7 ont été préparés par la méthode de granulation humide par l'IPA en utilisant de l'amidon

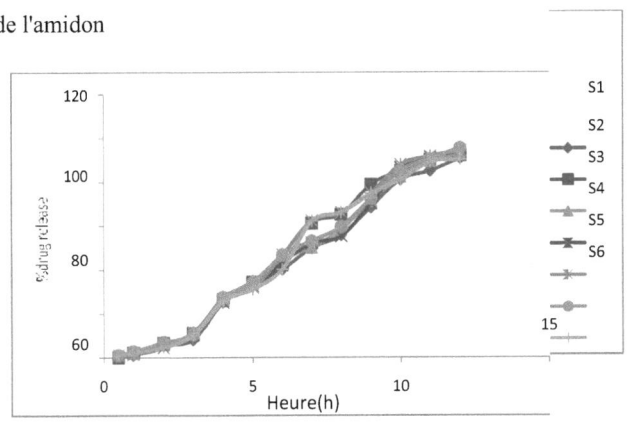

Fig. 6.26 : Comparaison du profil de libération des lots S1-S7

Tableau 6.25 : Cinétique de libération du comprimé de glipizide pour le lot S1-S7

Lot	Ordre zéro		Première commande		Higuchi		Korsme yer		La corneille de Hixon	
	K	R2	K	R2	K	R2	R2	n	Khc	R2
S1	9.22	0.801	-0.11	0.891	0.23	0.956	0.939	0.15	-0.260	0.925
S2	8.70	0.830	-0.094	0.972	0.22	0.953	0.940	0.12	-0.244	0.926
S3	8.6	0.848	-0.077	0.976	0.27	0.948	0.944	0.38	-0.215	0.928
S4	8.00	0.884	-0.075	0.975	0.26	0.948	0.982	0.39	-0.214	0.939
S5	7.70	0.959	-0.042	0.990	0.25	0.943	0.962	0.45	-0.152	0.967
S6	7.24	0.862	-0.061	0.982	0.28	0.931	0.901	0.29	-0.181	0.918
S7	7.30	0.861	-0.058	0.986	0.30	0.930	0.991	0.28	-0.162	0.931

Résultat : Tous les lots montrent une libération prolongée de la drogue jusqu'à 12 heures. Le S1... S7 montre une libération jusqu'à 90,98, 95,65, 92,85, 94,25, 94,37, 92,25 et 90,44 %.

Les données de dissolution de toutes les formulations, lorsqu'elles sont ajustées selon l'équation d'ordre zéro, et la valeur "R" ont été obtenues à partir de l'équation d'ordre zéro (0,801 à 0,959), de l'équation d'ordre un (0,891 à 0).990), de l'équation de Higuchi (0,930-0,956) et de l'équation de Hixon Crowell (0,918 à 0,967) et de l'équation de Korsesmeyer - Peppas (0,901 à 0,991) pour toutes les formulations, ce qui indique que la diffusion est le mécanisme prédominant de la libération du médicament. Elle suit la libération fickienne.

Discussion : Parmi les lots ci-dessus, le lot le mieux adapté est le lot S2.

Tableau 6.26 : Pour la comparaison du profil de libération des médicaments du lot

SD1-SD7

Heure(h)	% CDR						
	SD1	**SD2**	**SD3**	**SD4**	**SD5**	**SD6**	**SD7**
0.5	1.01	1	1.1	0.11	1	0.037	0.096
1	2.2	2.3	1.5	0.179	2.1	0.17	1.25
2	5.23	5.68	5.6	0.612	4.5	0.562	5.58
3	7.5	7.8	11.5	26.29	10.25	26.86	8.2
4	25.36	26.93	26.8	33.25	25.58	30.75	25.36
5	32.36	31.25	32.014	37.99	31.2	35.42	32.84
6	41	41.36	46.8	42.63	40.25	39.28	40.25
7	46.35	45.36	62.28	48.05	62.25	46.44	50
8	60.58	58.62	66.08	53.79	66.25	55.97	55.85
9	70.87	70.36	75.08	61.04	74.85	60.43	68.58
10	75	72.36	87.94	75.8	81.27	76.93	81.24
11	85.7	86.36	91.8	82.46	89.25	76.46	85.23
12	87.69	88.96	94.37	92.2	90.44	91.37	90.98

Note : les lots SD1-SD7 ont été préparés par la méthode de compression directe à l'aide d'amidon

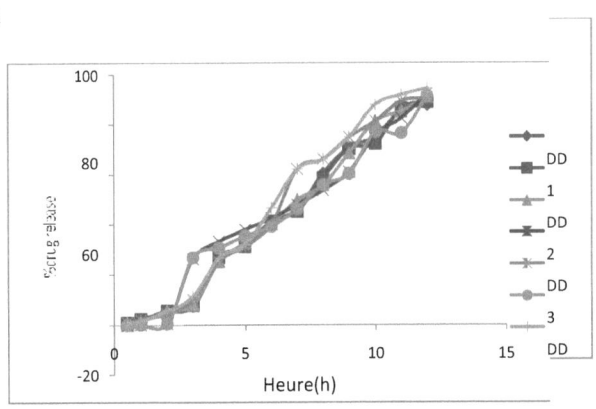

Fig.6.27 : Comparaison du profil de libération du lot SD1-SD7

Tableau 6.27 : Cinétique de libération du comprimé de glipizide pour le lot SD1-SD7

Lot	Ordre zéro		Première commande		Higuchi		Korsme yer	La corneille de Hixon		
	K	R2	K	R2	K	R2	R2	n	Khc	R2
SD1	9.21	0.809	-0.10	0.955	0.25	0.921	0.985	0.13	-0.270	0.890
SD2	8.72	0.901	-0.093	0.945	0.26	0.954	0.932	0.12	-0.234	0.932
SD3	8.16	0.899	-0.076	0.986	0.28	0.934	0.975	0.40	-0.205	0.949
SD4	8.01	0.976	-0.072	0.976	0.28	0.954	0.971	0.41	-0.204	0.891
SD5	7.72	0.793	-0.043	0.989	0.28	0.915	0.984	0.46	-0.151	0.949
SD6	7.78	0.861	-0.056	0.985	0.29	0.925	0.951	0.25	-0.180	0.935
SD7	7.28	0.809	-0.053	0.989	0.31	0.935	0.989	0.26	-0.163	0.967

Résultat : Tous les lots montrent une libération prolongée de la drogue jusqu'à 12 heures. Le SD1... La SD7 montre une libération allant jusqu'à 87,69, 88,96, 90,98, 92,20, 90,44, 91,37 et 94,37%.

Les données de dissolution de toutes les formulations, lorsqu'elles sont ajustées selon l'équation d'ordre zéro et la valeur "R", ont été obtenues à partir de l'équation d'ordre zéro (0,793 à 0,901), de l'équation d'ordre un (0,945 à 0,989) et de l'équation de Hixon Crowell (0,890 à 0,967) et de l'équation de Korsmeyer - Peppas (0,932 à 0,989) pour toutes les formulations, ce qui indique que la diffusion est le mécanisme prédominant de libération du médicament. La valeur 'n' se situe dans la fourchette de libération fickienne.

Discussion : De tous les lots ci-dessus, le lot SD3, selon le profil de dissolution, donne la libération de médicament la plus élevée jusqu'à 12 heures.

6.5.4 Comparaison du lot sélectionné avec la formulation commercialisée

Parmi tous les paramètres de traitement, le lot sélectionné est le D5, car il présente le profil de libération de médicament le plus élevé jusqu'à 12 heures. Il a donc été sélectionné pour être comparé avec le produit commercialisé Glynase XL. Les deux produits présentent un bon profil de libération jusqu'à 12 heures.

Tableau 6.28 : Pour la libération des médicaments par rapport au lot sélectionné et au produit commercialisé

Heure (h)	% CDR	
	D5	MP
0.5	1.15	0.38
1	2.7	2.5
2	6.94	3.8
3	9.51	8.12
4	29.37	24.25
5	35.22	32.25
6	37.8	35.20
7	46.8	42.25
8	59.65	55.36
9	76.37	74.85
10	89.22	86.25
11	95.65	90.36
12	98.22	92.70

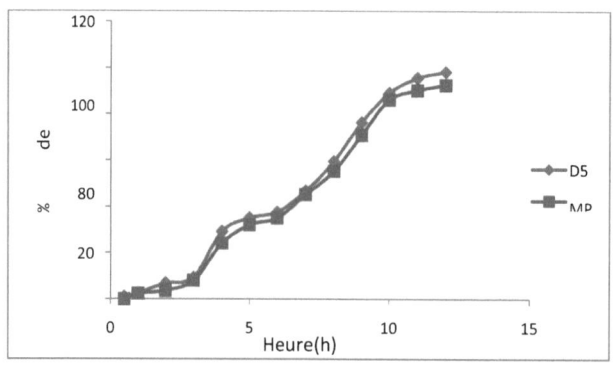

Fig 6.28 : Comparaison du profil de libération du lot D5-MP

94

Résultat : Le lot de D5 et le produit commercialisé ont été comparés. Le pourcentage de libération du lot de D5 a été trouvé à 98,22 % jusqu'à 12 heures, tandis que le pourcentage de libération du produit commercialisé a été trouvé à 92,70 %.

Discussion : Le profil de libération du lot D5 qui contient 46% de gomme dammar par rapport à son poids total de comprimé et il a été préparé par la méthode de compression directe. Il montre une libération de 98,22% jusqu'à 12 heures.

Le produit commercialisé Glynase XL montre une libération de 92,70% jusqu'à 12 heures. Le produit commercialisé présente un bon profil de libération du médicament. La différence entre les deux libérations est d'environ 5%, ce qui permet de conclure que le comprimé de glipizide à libération prolongée à base de gomme dammar est une approche efficace pour la libération prolongée de médicaments contre le diabète.

6.6 Étude de stabilité accélérée

L'étude de stabilité a été réalisée conformément à la directive de l'ICH. Les échantillons ont été analysés pour divers paramètres d'évaluation tels que la dureté, la friabilité ; la teneur en médicament, la variation de poids et la libération *in vitro du* médicament ont été observées avant et après le stockage à température ambiante et à $40 \pm 2°C$ / $75 \pm 5\%$ HR. Les résultats obtenus pour tous les paramètres étaient à bonne proximité de ceux des paramètres évalués précédemment.

Tableau 6.29 : Paramètre d'évaluation du lot sélectionné après l'étude de stabilité

Paramètres d'évaluation	Avant 1 mois	Stockage pendant 1 mois	
		Après 1 mois	
		R.T.	40°C±2 et 75±5 %RH
Dureté	3.4±0.25	3.4±30	3.4±30
Friabilité	0.56±0.12	0.56±0.22	0.56±0.20
Contenu des médicaments	96.70%	96.00%	96.65%
Variation de poids	128 mg	128 mg	128 mg

Tableau 6.30 : Profil de libération in vitro de la formulation sélectionnée après étude de stabilité

Heure (h)	Après 1 mois % de libération de la drogue		
	Avant 1 mois	R.T.	40°C±2 et 75±5 %RH
0.5	1.15	1.15	1.145
1	2.7	2.7	2.6
2	6.94	6.94	6.92
3	9.51	9.51	9.52
4	29.37	30.08	29.25
5	35.22	33.94	32.28
6	37.8	37.8	38.25
7	46.8	49.37	48.20
8	59.65	58.37	56.36
9	76.37	72.51	71.00
10	89.22	86.66	85.87
11	95.65	94.37	93.80
12	98.22	98.10	98.00

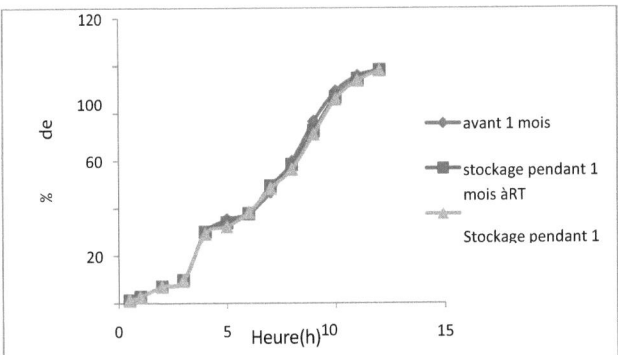

Fig 6.29 : Comparaison du profil de libération d'un lot avant et après l'étude de stabilité à différentes températures.

Résultat : Le résultat du profil de libération du *médicament in vitro* avant les études de stabilité du lot D5 et après l'étude de stabilité est présenté dans le tableau 6.30.

Discussion : Elle a montré le profil de libération du glipizide du lot D5 avant et après l'étude de stabilité. Aucun changement significatif de la libération du médicament n'a été observé. Il indique une bonne stabilité du produit et le produit est stable.

CHAPITRE - 7

RÉSUMÉ ET CONCLUSION

7. RÉSUMÉ ET CONCLUSION

7.1 RÉSUMÉ :

L'objectif de cette étude est de fournir un comprimé de glipizide à libération prolongée en utilisant une approche naturelle. La gomme Dammar est utilisée comme la gomme naturelle qui fournit une action de libération prolongée du glipizide, qui aide à contrôler le taux de sucre dans le sang. Un effort approprié a été fait pour développer un comprimé de glipizide à libération prolongée en utilisant la gomme dammar avec du phosphate dicalcique et de l'amidon.

L'étude de compatibilité a été réalisée à l'aide de la spectroscopie infrarouge à transformée de Fourier. Elle a été réalisée en utilisant la méthode des pastilles de presse au KBr. Le spectre de l'échantillon de glipizide a été comparé à celui de l'échantillon standard et les deux spectres ont été trouvés similaires en termes de nombre de pics et d'ondes. Cela indique qu'il n'y a pas d'interaction entre le médicament et la gomme naturelle.

L'étude DSC a également été réalisée pour identifier la compatibilité du médicament avec la formulation finale. Le pic endothermique du médicament pur et la formulation finale sont en corrélation l'un avec l'autre et il n'y a pas d'autre interaction entre le médicament et la formulation finale.

Les comprimés de glipizide ER ont été organisés en utilisant une granulation humide ainsi qu'une méthode de compression directe. Sept lots ont été préparés pour deux variables de traitement. Il y avait deux lots pour le phosphate dicalcique et deux pour l'amidon. Dans cette formulation, des diluants hydrophobes (DCP) et des diluants hydrophiles (amidon) ont été utilisés avec différentes techniques. Les comprimés ont été préparés avec une concentration variable de gomme dammar de 23 à 58 %.

L'étude de libération de médicaments *in vitro* utilisait un HCL de 0,1 N et un tampon phosphate de 6,8 pH comme milieu de dissolution. Pour trouver le mécanisme exact de libération du médicament, les données de dissolution ont été ajustées à l'ordre zéro et à l'équation de Korsmeyer - pois. Toutes les formulations ont montré une bonne linéarité. La valeur "n" a été calculée, qui était comprise entre 0,12 et 0,46, ce qui montre que le médicament donne une libération fictive.

Sur la base des paramètres de pré-compression et de post-compression, le lot D5 a été sélectionné comme le lot le plus approprié pour le comprimé de glipizide. La libération du médicament a été comparée avec le produit commercialisé pendant 12 heures.

L'étude *in vitro de libération de* médicaments a été observée pour la meilleure formulation et pour certains produits commercialisés, la libération de médicaments a été comparée. Le produit commercialisé montre une libération de médicament allant jusqu'à 92,70% pendant 12 heures et le lot sélectionné montre une libération de 98,22% pendant 12 heures. Il n'y a pas de grande différence dans la libération du glipizide, nous pouvons donc dire que le comprimé à libération prolongée utilisant la gomme dammar est un bon choix pour le comprimé à libération prolongée de glipizide, et comme l'approche naturelle est utilisée dans la formulation, il est biodégradable et permet également de recueillir les observations des patients.

L'étude de stabilité accélérée d'un lot sélectionné a été réalisée à température ambiante et à 40°C et 75 %HR. Dans ces conditions, après 30 jours, tous les paramètres ont été testés, tels que la dureté, la teneur en médicament, la friabilité et aussi la libération du médicament in vitro. Aucun changement considérable n'a été observé et le résultat est acceptable, ce qui indique que le produit est stable.

7.2 CONCLUSION

Cette formulation nécessite une gomme naturelle qui est rentable et facilement biodégradable. La gomme dammar est potentiellement un retardateur de libération et peut gérer le profil de libération du médicament.

L'utilisation de diluant hydrophobe (DCP) a montré un rejet de 98,22% à la concentration de la gomme est de 46% alors que le rejet est de 95,26% en utilisant un diluant hydrophile (amidon), la concentration de la gomme est de 28%.

Ainsi, à l'avenir, il pourrait s'avérer très utile dans le cadre d'un système modifié d'administration de médicaments. L'approche de la gomme naturelle est maintenant acceptable.

CHAPITRE - 8

RÉFÉRENCES

8. RÉFÉRENCES

1. Lachman L, Lieberman HA et Kanig JL, [3e], "The theory and practice of industrial pharmacy" ; [3e] Edn ; maison d'édition de Varghese, Bombay, 1987, pp. 430-431.

2. Aulton ME, "Pharmaceutique : The science of Dosage form Design" ; [2e] éd. ; livingstone C. Elsevier Science Ltd, 2002, pp.315-320.

3. Ansel S et Nicholas G, "formes pharmaceutiques et système d'administration des médicaments". [8e] éd. ; publication B.T., Noida, 2006, pp.92-141.

4. Kumar S, Kumar A, Gupta V, Malodia K et Rakha P. "Oral Extended Release Drug Delivery System : A Promising Approach" *Asian J. Pharm. Tech*, **2012,** 2 (2), 38-43.

5. Chourasiya J, Ravindra K. Kamble Y. et Singh T. "Novel Approaches in Extended Release Drug Delivery Systems", *International Journal of Pharmaceutical Sciences,* mai - juin **2013,** 20(1), 218-227.

6. Parashar T , Singh S V, Singh G, Tyagi S, Patel C et Gupta A, "Novel oral sustained release technology : a concise*", Review international journal of research and development in pharmacy and life sciences*, **2013,** 2(2), 262-269.

7. Tripati K.D. "Essentials of medical pharmacology" ; [6th] Edn, New Delhi : Jaypee brothers' medical publishers (p) Ltd. 2006, pp.246-247.

8. "Diabète", août 2015, https://en.wikipedia.org/wiki/Diabetes_mellitus

9. "Diabète", août 2015, https://e1.http://www.diapedia.org/introduction-to-diabetes- mellitus

10. Organisation des Nations unies pour l'alimentation et l'agriculture, Additifs, monographie, août 2015. http://www.fao.org/ag/agn/jecfaadditives/specs/Monograph1/Additive-

147.pdf

11. Fabrication d'encens, monographie de la gomme dammar, août 2015.
http://incensemaking.com/monographs/dammar.html

12. "Wikipédia, la gomme Dammar", juillet 2015,
http://en.wikipedia.org/wiki/Dammar_gum

13. "PLT Health solution, natural resins", août 2015,
http://www.plthealth.com/all- products/natural-resins/resins-damar

14. Javeer SD, Pandit R, Jain SP et Amin P. "Formulation and Evaluation of Trimetazidine Dihydrochloride Extended Release Tablets by Melt Congealing Method", *Indian Journal of Pharmaceutical Sciences,* novembre - décembre **2010,** 72(6), 704-709.

15. Keny RV, Mankame SA. et Lourenco CF "Formulation and Evaluation of once Daily Minocycline Hydrochloride Extended Release Matrix Tablets" *Indian Journal of Pharmaceutical Sciences*, mai-juin **2009,** 71(3), 295-302.

16. Bhagwat DA, Kawtikwar PS et Sakarkar DM, "Formulation and the *in-vitro and* biopharmaceutical evaluation of sustained release tablet of verapamil HCL using precirol ATO 5 through melt granulation technique", *Asian Journal of Pharmaceutics,* octobre-décembre **2009,** 278-285.

17. Fan J, Wang K, Liu M, et Zhimin H, "In vitro evaluations of konjac glucomannan and xanthan gum mixture as the sustained release material of matrix tablet*" Journal of Carbohydrate Polymers,* **2007,**73,241-247.

18. Nobuyuki T, Keiji I, Kazuto O, Satoshi U, Yuji T. Atsuo O, Rinta I, Kazutaka H, and Toshikiro K. "Development of novel sustained-release system, disintegration- controlled matrix tablet (DCMT) with solid dispersion granules of nilvadipine", *Journal of Controlled Release*, **2005,** 186, 386- 395.

19. Sujja-areevath J, Munday DL, Cox PJ et Khan KA, "Release characteristics of diclofenac sodium from encapsulated natural gum mini-matrix formulations" *International Journal of Pharmaceutics*, **1996,** 139, 53-62.

20. Kwabena O, Kwadwo A. Mfoafo, Samuel LK, Noble K, Mariam E et Boakye-G. "Development and evaluation of natural gum-based extended release matrix tablets of two model drugs of different water solubilities by direct compression" *Saudi Pharmaceutical Journal*, **2015**, 1-10.

21. Basak SC, Reddy J et Lucas KP "Formulation and release behaviour of sustained release ambroxol hydrochloride HPMC matrix tablet", *Indian Journal of Pharmaceutical Sciences* ,septembre - octobre **2006**, 68(5) ,594-598.

22. Gutti SP et Kalra M, "Formulation and evaluation of sustained release tablets of carvedilol", *International Research Journal of Pharmaceutical and Applied Sciences*, **2012**,2(4),78-83.

23. Dinda SC, Mukherjee B et Samanta A, "Gum odina : a novel matrix forming material for sustained drug delivery", *Springer Journal, Orient Pharm Exp Med*, **2011**, 11, 131-136

24. Morkhade DM, Fulzele SV, Satturwar PM et Joshi SB, "Gum Copal and Gum Damar : Novel Matrix Forming Materials for Sustained Drug Delivery" *Indian* Journal of Pharmaceutical Sciences, janvier-février **2006**, 68(1), 53-58.

25. Fulbandhe VM, Jobanputra CR, Wadher KJ, Umekar MJ et Bhoyar GS "Evaluation of Release Retarding Property of Gum Damar and Gum Copal in Combination with Hydroxypropyl Methylcellulose" *Indian Journal of Pharmaceutical Sciences,* May - June **2012**,74(3), 189-194.

26. Wadher K. J.,Kakde R.B. et Umekar M. J "Formulation and Evaluation of a Sustained-Release Tablets of Metformin Hydrochloride Using Hydrophilic Synthetic and Hydrophobic Natural Polymers", *Indian Journal of Pharmaceutical Science*, **2011**,73 (2), 208-215.

27. Morkhade DM, Joshi SB, "Evaluation of gum damar as novel microencapsulating material for ibuprofen and diltiazem hydrochloride", *Indian Journal of Pharmaceutical Sciences,* mars - avril **2007**, 69(2), 263-

268.

28. Dhat S, Sanjivani A, Uddhav B, Tagalpallewar A, Vanshiv A et Shah N "Effect of two different diluents on release profile of aceclofenac from sustained release matrix tablets using gum damar as release retardant" *Int J Pharm Sci*,**2011,** 3(4), 307-313.

29. Jamzad S et Fassihi R, "Development *of* a controlled release low dose class II drug- Glipizide" *International Journal of Pharmaceutics*, février **2006,** 312, 24-32.

30. Gedar S, Kataria M et Bilandi A, "Formulation and Evaluation of Sustained Release Matrix Tablet Glipizide", *International Journal of Pharmaceutical Sciences Letters,* **2014,** 4(3), 376-383.

31. Boddeda B, Kamala Kumari PV et Chowdary KPR, "Formulation and evaluation of glipizide sustained release tablets", *International journal of pharmaceutical and biomedical research*, **2012,** 3(1), 44-48.

32. Verma RK et Garg A, "Development and evaluation of osmotically controlled oral drug delivery system of glipizide", *European Journal of Pharmaceutics and Biopharmaceutics*, février **2004,** 57, 513-525

33. Thombre AG, DeNoto AR, et Gibbes DC, "Delivery of glipizide from asymmetric membrane capsules using encapsulated excipients, *Journal of Controlled Release, March,* **1999,**60, 33-34.

34. USPTO, septembre 2015, http://search.uspto.gov

35. Formulations à libération prolongée contenant de l'acétaminophène et du tramadol, brevet américain US20040131671 A1, 2004.

36. Comprimé composé de diméthylbiguanide/glipizide à libération contrôlée et méthode de préparation Brevet OMPI CN 200510045949, 2006.

37. Composition pharmaceutique à libération prolongée contenant du glipizide et méthode de production de ce dernier, brevet américain US 6 270 797 B1, 2001.

38. Formulation à libération prolongée contenant de la cire Brevet américain

PCT/US2009/001744, 2009.

39. Gommes à mâcher contenant de l'hydrolysat naturel de gomme glucidique.US brevet PCT/US1993/011766, 1994.

40. "Pharmacopée indienne", 2007,Vol III,pp.1167-1168

41. "Glipizide", août 2015, http://www.drugbank.ca/drugs/db01067

42. "Glipizide" août 2015, www.nlm.nih.gov/medlineplus/druginfo/meds/a684060.html

43. http://www.ncbi.nlm.nih.gov/pubmed/6369967

44. "Glipizide", août 2015, https://en.wikipedia.org/wiki/

45. "glipizide+mode+de+action",août 2015,www.google.co.in

46. "Gomme Dammar" Août 2015, http://en.wikipedia.org/wiki/Dammar_gum

47. Venkateswarlu K. et Shanthi A. "Formulation and evaluation of sustain release glipizide matrix", *Journal of Pharmacy and Biological Sciences,* 2(5), **2010**, 17-23.

48. Najawade BK et Adichwale SA "Development and evaluation of glipizide floating tablet", *Journal of drug delivery sci.tech,* 22(4), **2012**, 327-333.

49. Naresh Kumar G et Mantry S. "Formulation and evaluation of controlled release tablet of glipizide" ,*Indo-american journal of pharmaceutical science,*3(7), **2013**, 5171-5178.

50. Giri S. et Sellappan V, "Formulation and evaluation of glipizide sustain release matrix tablets", International *journal of pharmacy and pharmaceutical sciences,* 5(1), **2013,** 354-360.

51. Pethe AM et Joshi SB, "Physicochemical, mechanical & film forming studies of novel biomaterial", *International journal of pharmaceutical sciences and research, 4(7)*, 2013**, 2761-2769**.

52. Dietemann A P, Higgitt B C, Kalin C M, Michael J, Edelmann D, Knochenmuss E R, Zenobi FR, "Aging and yellowing of triterpenoid resin

varnishes Influence of aging conditions and resin composition", *Science direct-Journal of Cultural Heritage*, **2009,** 10, 30-40.

53. Achat   de   produits   à   base   de   gomme   Dammar http://www.mangalorespice.com/Products/Herbs-romatics-Aromatics/MSpice/ Damar-Incense/pid-4028129.aspx

54."Glynase   10   mg",Sept.2015,http://www.medindia.net/drug-price/glipizide/glynase-xl- 10-mg

55."Glynase XL 10 mg", septembre 2015, http://www.healthplus24.com

56."GynaseXL",Sept.2015,http://www.medplusmart.com

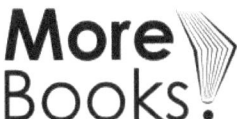
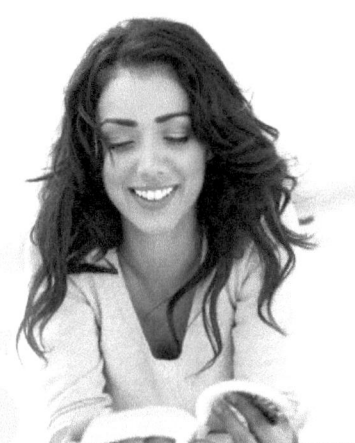
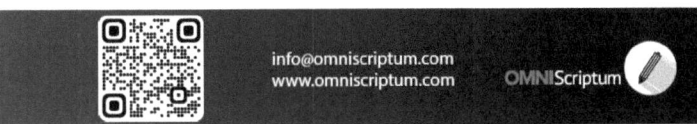

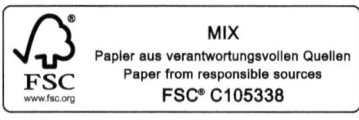